I0429484

# Convergence

Tout ce qu'il faut savoir pour une

vie sereine

## Francis Balestra

*Directeur de Recherche au CNRS*

# Convergence

## Tout ce qu'il faut savoir pour une vie sereine

-2016-

# <u>Sommaire</u>

h) Seuil de tolérance

i) Tous impactés

**3) Médicaments (dont ceux à éviter)**

**4) Prévenir/se détoxiquer**

a) Alimentation

b) Compléments alimentaires

c) Habits

d) Sport

e) Effet de la température

f) Chélation

g) Autres préventions importantes

**5) Construire le futur : Convergence**

a) Supprimer/interdire les principaux polluants les plus dangereux/à fort impact, puis les autres progressivement

b) Connaissances fiables/Principes de précaution/Agences de contrôle

c) Modèle économique et financier

d) Durabilité pour l'humanité et les êtres vivants, et philosophie de vie

- Ecroulement des civilisations

- Extrémismes

- Eco-industries

# 1) Introduction

Notre terre a évolué pendant environ 4,5 milliards d'années par petits pas avec des adaptations successives, la nature ayant essayé des tas de possibilités d'organisation de la vie, certaines se prêtant aux conditions sur terre et pas d'autres... Nous avons la chance, comme vous avez pu le constater, d'avoir pu bénéficier de cette sélection naturelle et de cette évolution. Cependant, en particulier depuis environ le milieu du 20e siècle, les conditions sur terre ont changé substantiellement, on a augmenté exponentiellement (500 fois plus) le nombre de produits chimiques (100 000 produits chimiques) introduits de manière assez incontrôlée dans l'environnement, avec des normes souvent arbitraires et approximatives, et sans prendre en compte les effets « cocktails » de l'addition dans le corps de nombreux toxiques, ni l'impact à faible dose de beaucoup de ces produits[1]. Ces contaminants chimiques, plus ou moins durables, pourraient très bien changer complètement le cours de l'évolution pour l'humanité et bon nombre d'autres êtres vivants en créant des conditions qui ne seraient plus favorables pour notre vie sur terre, avec un

---

[1] Arte, Juillet 2013,  voir par exemple aussi Référence 17

7

changement trop rapide de l'environnement et de son impact qui ne permettrait plus à l'organisme humain de s'adapter avec des temps aussi courts... Ceci se traduit déjà par une augmentation très forte de nombreuses maladies physiques et psychiques non-transmissibles qui ne peuvent pas être expliquées par d'autres causes, avec une durée de vie qui commence à diminuer dans des pays pourtant très développés, comme aux USA, et une durée de vie en bonne santé qui diminue dans beaucoup de pays, dont la France (déjà en moyenne entre 15 et 20 ans inférieure à la durée de vie). Aujourd'hui 50% des personnes de plus de 50 ans souffrent de maladies chroniques, les perspectives étant que 50% de la population terrestre sera atteint de maladie chronique vers 2050.

Quelques exemples, 80 à 90% des cancers sont liés à l'environnement dégradé, avec une augmentation d'un facteur 2 en 30 ans et une très forte concentration dans les pays « développés » grands utilisateurs de ces produits chimiques (pesticides, ...), le cancer étant proportionnel au PIB...[1]. L'autisme a augmenté d'un facteur 100 environ en une cinquantaine d'années (jusqu'à 1 enfant sur 100 dans certains pays), les dépression, hyperactivité, schizophrénie, troubles bipolaires, Alzheimer, Parkinson, fibromyalgie, diabète, obésité, infertilité, maladies cardio-vasculaires… explosent.

L'humanité a donc complètement négligé le fait qu'elle n'était peut-être pas éternelle[2] et a aggravé son cas depuis quelques décennies en introduisant allègrement dans son air, son eau, son assiette, sa peau… des cocktails explosifs qui sont en train de lui sauter au nez.

Résumons la situation quotidienne, on vous sert tout d'abord une bonne bouffe qui est censé vous booster la santé, l'alimentation étant normalement la première des médecines[3], mais qui est malheureusement pleine de pesticides dans vos légumes et fruits, plus toutes les cochonneries que les animaux terrestres et aquatiques ont pu ingurgiter (métaux lourds, dioxine, antibiotiques, hormones…). Rajoutons également que notre nourriture elle-même a beaucoup changé, notamment au XXe siècle avec par exemple la quantité énorme de sucre qui se trouve un peu partout dans l'alimentation, ou bien le blé « moderne » (froment) qui n'est plus du tout le même génétiquement que celui que mangeaient les humains précédemment, ou encore l'excès de laitages que l'on consomme au quotidien, tout ceci a aussi un impact fortement négatif sur la santé de beaucoup de personnes.

---

[2] Appel de Paris, UNESCO, Mai 2004
[3] Hippocrate, médecin grec Ve siècle avant notre ère

Ensuite, si vous vous sentez malgré tout relativement en forme, par exemple si vous mangez (très) souvent de bons produits bio que vous avez sélectionnés, on vous met dans vos produits cosmétiques, de toilettes et de « beauté » (dentifrices, savons, shampooing, crèmes, rouge à lèvre…) des tas de trucs chimiques (perturbateurs endocriniens[4]) qui auraient pu vous embellir mais qui malheureusement viennent perturber votre fonctionnement naturel (modification du système hormonal pouvant induire cancers, infertilité, diabète, obésité, maladies cardiovasculaires, problèmes psychiques…). Supposons que vous ne vous laviez qu'avec une bonne eau pure et un bon savon, on va vous inciter à acheter une voiture diesel qui est détaxée doublement (carburant et bonus pour « réduction » des gaz à effet de serre $CO_2$) dont les particules sont reconnus maintenant comme étant cancérigène certain par l'OMS (Organisation Mondiale de la Santé), vous suggérer aussi d'acheter des lampes basse consommation fluorescentes (celles qui mettent une petite nuit à s'éclairer, et qui ne sont recyclés aujourd'hui qu'à environ 15%…), et qu'on ne vous a pas dit qu'il ne faut surtout pas les casser car elles contiennent du mercure (pire métal lourd toxique avec le plomb et le cadmium) que vous allez respirer et intégrer

---

[4] Que Choisir, Avril 2013 – Voir aussi Refs. 15 et 16

dans vos corps et esprit… Bon, vous avez eu de la chance et avez acheté une voiture essence sans plomb ou encore mieux électrique (avec si possible une fabrication et une production d'électricité renouvelable éco-responsable) et des lampes LED ou halogènes, car les bonnes vieilles lampes incandescentes ont été malheureusement interdites, pour vous éclairer sans avoir des chances de vous contaminer, vous avez l'impression d'avoir fait le bon choix… eh bien non, pas de chance, car vous êtes allés voir votre dentiste qui, croyant bien faire, vous a mis une des pires aberrations de santé publique, non pas sur la peau comme précédemment, mais dans votre bouche bien scellé, un amalgame dentaire (« plombage » qui ne contient pas de plomb mais environ 50% de mercure et de l'étain, autre métal neurotoxique) car c'est du solide et ça va durer ! Il a raison, ça va durer, la quantité de mercure qu'il vous a mis dans une seule dent correspond à une dose admissible par votre corps pendant plus de 150 ans (recommandation de l'OMS : 16 µg -millionième de gramme- par jour pour une personne de 70kg) !! Certes vous n'allez pas tout manger tout de suite, mais quand-même est-ce bien raisonnable… Cependant, si vous voulez les enlever, il ne faut le faire faire que par un dentiste spécialiste des retraits des amalgames, et bien équipé avec des systèmes d'aspiration et des méthodes qui ont fait leurs preuves, car sinon vous risquez de vous intoxiquer encore plus en avalant notamment plus de mercure, et il vaut mieux dans ce cas-là les garder, surtout s'ils sont anciens (de nombreuses années) car ils ont dans ce cas-là déjà relâchés l'essentiel des métaux toxiques …

Finalement, vous êtes peut-être passé entre les mailles du filet, vous mangez des bons produits bio (c'est un peu plus cher mais bon c'est bien pour la planète et la santé, qui sont de toute façon très corrélées, et il vaut mieux généralement manger un peu moins et de meilleure qualité avec beaucoup moins de pesticides et plus de nutriments que contient le bio), sans être idéal c'est le mieux qu'on puisse faire aujourd'hui, vous achetez des produits sans perturbateurs endocriniens (il faut certes les sélectionner car les perturbateurs fleurissent un peu partout, les produits en contiennent aussi beaucoup moins dans les magasins bio même s'il faut quand-même les sélectionner), vous roulez à l'essence ou à l'électrique un peu plus cher (en espérant aussi que les batteries soient bien recyclées…), vous avez mis des LEDs certes un peu chère chez vous qui servent aussi pour votre arbre de Noël (vous joignez comme ça l'utile à 'l'agréable' - basse consommation/contamination minimum), vous avez trouvé un des (rares) dentistes qui vous a mis des céramiques sur vos dents, vous avez même chez vous des canalisations sans plomb, vous avez sélectionnés vos vaccins pour qu'ils ne contiennent pas de mercure ni d'aluminium utilisés souvent, sans que ce soit nécessaire, pour conserver et booster vos vaccins (qui peuvent être, pour les vaccins de bases, très utiles à condition qu'ils ne soient pas contaminés par ces métaux toxiques, en particulier l'aluminium dans beaucoup de vaccins aujourd'hui...), vous ne mangez pas de gibiers trop plombés par les cartouches (en plomb !), évitez de marier le cristal (qui contient beaucoup de plomb) et l'alcool qui absorbe le plomb (prendre des verres traditionnels sans plomb), réduisez au minimum les champignons et les algues qui siphonnent la terre et les mers en absorbant toutes les cochonneries (incluant les éléments radioactifs, métaux lourds...) qui trainent (il n'en manque pas !), faites même 2 ou 3h de sport par semaine (bon pour le corps et l'esprit si vous ne vous dopez pas, permet notamment de se détoxiquer et de renforcer les muscles ce qui est bien aussi pour les défenses immunitaires...) et vous êtes donc aux anges ... C'était sans compter qu'il a fait un super coup de froid cet hiver, et vous êtes donc tombé malade et êtes allé voir votre docteur qui, de bonne foi, vous a donné les médicaments qu'on lui avait chaudement recommandés (visiteurs médicaux de l'industrie pharmaceutique) dans votre cas… mauvaise pioche, en prenant des médicaments « aléatoirement », vous n'avez qu'une chance sur quatre d'avoir un rapport bénéfice/risque positif pour votre santé et d'être donc vraiment soigné[5]. Si, par un grand hasard, vous avez lu un bon livre de recommandations avant d'aller voir votre médecin, avez vu une des rares émissions de télé s'intéressant à ces questions[6] (en général pas à une heure de grande écoute) ou avez lu de bons journaux ou sites web, ou bien avez consulté la revue de médecins indépendants « Prescrire »[7], qui oeuvrent seulement pour votre santé, alors vous avez pu peut-être, bien que la probabilité soit plutôt faible, passer le cap avec risque minimum pour votre santé et bien-être, le risque zéro n'existant pas et n'étant pas forcément l'idéal, vous êtes donc satisfait de votre journée en ayant franchi le parcours du combattant avec succès … dormez bien car demain est un autre jour qui vous réservera sans doute quelques autres surprises qu'il vous faudra traiter avec clairvoyance, information fiable, sérénité et bonne humeur…

---

[5] Guide des 4000 médicaments utiles, inutiles ou dangereux, Prs. Philippe Even et Bernard Debré, Ed. Cherche Midi, 2012
[6] Emission sur France 2, avril 2013
[7] http://www.prescrire.org/fr/3/31/49160/0/NewsDetails.aspx

Que faire… ? A tout problème il y a une solution, il suffit de la mettre en œuvre, de bonnes information et prévention c'est ce qu'il y a de mieux afin de faire les bons choix garant d'une vie sereine. C'est ce que l'on va voir ...

## 2) Polluants, éléments toxiques utilisés en masse et impacts sur la santé :

La production mondiale de substances chimiques était de 1 million de tonnes en 1930 et est de 500 millions de tonnes aujourd'hui, avec trop peu d'études d'impact sur la santé, et celles sérieuses qui existent ne sont (très) souvent pas suffisamment prises en compte... On imagine sans peine que la probabilité est extrêmement forte pour que cette irresponsabilité généralisée ait un impact dramatique sur les êtres vivants de notre planète. Nier cette évidence, c'est prendre le parti de la fin de la vie sur terre.

On admet que sur les 30 000 substances chimiques aujourd'hui commercialisées, environ 5000 ont été partiellement étudiées pour leurs propriétés toxiques et par exemple seulement moins d'un millier pour leur effet cancérigène.

Le programme des Nation Unies pour l'Environnement estime un coût sanitaire lié aux produits chimiques à environ 5 millions de décès par an, mentionnant de plus que ce chiffre est sous-estimé en raison du peu de données disponibles.

Le chiffre d'affaire de la chimie a été multiplié par plus de 20 en 40 ans (plus de 4 000 milliards de dollars en 2010), et est prévu de croître de plus de 3% par an d'ici 2050. Ceci est la conséquence du remplacement des matières naturelles par des substances chimiques de synthèse, trop souvent toxiques, dans les cosmétiques, additifs, engrais, pesticides, plastiques, alkylphénols dans les lessives, de composés halogénés, polybromés (retardateurs de flamme), perfluorés (traitement antiadhésif des ustensiles de cuisine, antitache, antihygrométrie pour textile et papier) ou encore composés métalliques utilisés dans différentes industries.

Le manque énorme de recyclage de beaucoup de déchets (par exemple électroniques, lampes fluorescentes, …), concernant plus des ¾ de ces produits, participent aussi à la forte contamination de l'environnement. Inutile de dire qu'une chimie « verte » respectueuse de l'environnement et de la santé doit fortement se développer et est d'une évidente nécessité pour le futur.

Sur les 6 millions de tonnes de polluants émis en Amérique du Nord, environ 2 millions sont bioaccumulables ou toxiques, 1 million sont cancérigènes et 1 million reprotoxiques.

On retrouve notamment des « continents » de plastiques dans les océans Pacifique et Indien, par exemple une surface d'environ 3 millions de km$^2$ dans le Pacifique sud...

Des études américaines et canadiennes ont montré que de 90% à 100% des personnes sont contaminées par le mercure, le bisphénol A, le perchlorate, des produits perfluorés et polybromés.

Selon l'Organisation Mondiale de la Santé, 80% des maladies chroniques, qui sont en augmentation exponentielle, peuvent être causées, directement ou indirectement, par la pollution environnementale.

Déjà en 1975, l'OMS déclarait qu'environ 80% des maladies chroniques comme l'arthrite, le diabète, l'asthme, le cancer pouvaient être causés directement ou indirectement par la pollution environnementale.

Où trouve-t-on les plus mauvais contaminants chimiques qu'il faut essayer d'éviter le plus possible : plomb (plombs de chasse et pêche, certaines eaux, cristal, ...), mercure (amalgame/plombage dentaire, lampes fluorescentes, certains gros poissons, combustion du charbon, certains vaccins...), cadmium (cigarettes, certains crustacés, pesticides...), étain (amalgames dentaires, ...), aluminium (nombreux endroits dont vaccins, certains cosmétiques ou eau…), pesticides (beaucoup de légumes et fruits non bio, certaines eaux…), perturbateurs endocriniens (certains pesticides, certains cosmétiques, certains plastiques, certains métaux toxiques…) … Chaque individu peut faire les bons choix, les associations environnementales et de santé publique doivent informer largement la population, les acteurs industriels remplacer les produits toxiques avec les alternatives que l'on connaît souvent ou faire très rapidement des recherches pour en trouver, et les autorités publiques devraient prendre plus rapidement les mesures nécessaires à la durabilité des êtres vivants sur notre 'jolie' planète… La régulation et l'information tardent en effet beaucoup trop souvent à être mise en œuvre par rapport aux nouveaux produits qui ne sont pas toujours exempts de toxicité.

La liste noire des sites les plus pollués de la planète est publiée de temps en temps par des organisations non gouvernementales. Un exemple montrant l'impact flagrant des fortes pollutions est le site de Dzerjinsk en Russie, qui a été un centre majeur de production d'armes chimiques à l'époque soviétique, 300 000 tonnes de déchets toxiques y ont été enfouis entre 1930 et 1998. L'espérance de vie dans cette ville de 250 000 habitants est de 42 ans pour les hommes et 47 ans pour les femmes, soit 20 ans inférieure à la moyenne nationale[8]. Un problème très largement répandu est l'absence de stratégies nationales et d'infrastructures de gestion des déchets toxiques, les autorités ne savant souvent pas quoi faire de ces déchets ou terres polluées !!

### a) Métaux lourds/toxiques

Les trois plus dangereux métaux lourds, qui sont largement répandus, mercure, plomb, cadmium ont la capacité de s'accumuler dans la chaîne alimentaire. Toujours toxiques, prompts à se combiner avec les composés organiques soufrés de notre corps via l'air, l'eau ou l'alimentation, les métaux lourds peuvent engendrer de graves troubles, y compris au niveau cérébral[9].

Ces trois métaux lourds présentent deux autres caractéristiques très importantes vis à vis des organismes vivants. Tout d'abord, ces éléments chimiques sont considérés comme uniquement toxiques, et ce pour tous les organismes (microorganismes, plantes, animaux, humains). Ils n'ont aucune activité biologique bénéfique, au contraire

---

[8] Le Monde, 6 novembre 2013
[9] André Picot, CNRS, expert européen en toxicologie

d'autres métaux comme le chrome ou le manganèse qui, à faible dose, sont indispensables à divers organismes vivants et, à fortes doses, deviennent toxiques.

Les métaux les plus toxiques à éviter le plus possible sont les suivants : mercure, plomb, cadmium, étain, aluminium, nickel, arsenic, thallium, argent, platine, antimoine, baryum, béryllium, bismuth[10].

Il faut savoir par exemple que les nourrissons absorbent huit fois plus de plomb que les adultes, en consommant une eau contaminée identique.

Le danger des métaux lourds et le lien avec les maladies contemporaines comme allergies, fibromyalgie, fatigue chronique, problèmes endocriniens, troubles psychologiques... ont été démontrés par de nombreuses études scientifiques.

Les métaux lourds ont aussi les conséquences suivantes :
- Ils remplacent ou se substituent aux minéraux essentiels qui sont bon pour l'organisme
- Ils ont un effet antibiotique, ce qui augmente à terme la résistance des bactéries

---

[10] Laboratoire Micro Trace Minerals, Allemagne, http://www.microtrace.de/fr/accueil/

- Ils changent notre code génétique ou plutôt épigénétique (expression des gènes contrôlée par l'épigénome)
- Ils produisent des radicaux libres qui peuvent détériorer les cellules du corps
- Ils neutralisent les acides aminés utilisés pour la détoxication de l'organisme
- Ils endommagent les cellules nerveuses.

Il faut par ailleurs relever que des maladies telles que des infections virales, des mycoses, des cancers, la sclérose en plaques ou d'autres maladies auto-immunes (pour lesquelles le système immunitaire d'un individu attaque ses propres organes), des dérèglements de la glande thyroïde, certains maux de tête, certains problèmes dermatologiques, pieds et mains froids, suées nocturnes, peuvent être dues à la présence de certains métaux lourds, notamment le mercure.

Ils peuvent aussi dérégler les systèmes enzymatiques qui interviennent dans le métabolisme des êtres vivants. Ceci peut notamment donner lieu à de nombreuses intolérances alimentaires, la mauvaise flore intestinale (qui induit de mauvaises bactéries dans l'intestin qui remplacent les bactéries bénéfiques à la bonne digestion des aliments) de beaucoup de personnes pouvant également accentuer ces intolérances. L'intolérance au lait (due en particulier à la caséine et au lactose) et à certains laitages (ceux qui ne sont pas fermentés car la fermentation suffisante des yaourts et de certains fromages détruit l'essentiel des mauvais ingrédients du lait cités précédemment) concernerait par exemple plus de la moitié de la population mondiale, et 30% des adultes seraient intolérants au gluten, que l'on trouve particulièrement en grande quantité dans le blé « moderne » et dans une moindre mesure dans d'autres céréales. Ces intolérances peuvent déclencher de nombreux problèmes de santé, physiques et psychiques[11].

Notons que les blé tendres (froment) sont utilisés massivement aujourd'hui et ont été grandement modifiés au cours des dernières décennies et des derniers siècles. Les blés plus anciens, en particulier le petit épeautre qui remontent à plus de 10000 ans, sont généralement mieux tolérés par l'organisme car le corps humain s'y est habitué pendant plus longtemps que les blés tendres « modernes », et ils contiennent également moins de gluten.

Notons enfin, que nos ancêtres ont été pendant des millions d'années des chasseurs-cueilleurs et l'organisme humain est donc beaucoup plus habitué aux fruits, légumes, viandes, poissons et oeufs qu'aux céréales, laitages ou sucre. Le

---

[11] Association « Stelior », Suisse, http://www.stelior.com/

changement trop brutal de l'alimentation sur une courte période (siècles) à l'échelle de l'humanité (millions d'années) combiné aux toxiques chimiques environnementaux donnent des cocktails qui peuvent être « explosifs » pour la santé de bon nombre de nos concitoyens...

## b) Pesticides

Les pesticides sont utilisés en très grande quantité dans l'agriculture très majoritairement développée aujourd'hui. Le cocktail de dizaines ou centaines de pesticides que l'on mange tous les jours, notamment dans beaucoup de fruits et légumes, est très certainement fortement impliqué dans de nombreuses maladies, dont les cancers. Mangez par exemple des aliments complets (céréales...) ou la peau des fruits que s'ils sont bio car ils sont a priori bons pour la santé (vitamines, minéraux...) mais les pesticides se concentrent sur l'extérieur des graines et des fruits quand ils ne sont pas bio.

L'agence européenne EFSA a évalué la quantité d'un millier de pesticides dans 77000 échantillons. Des résidus ont été trouvé dans de nombreux produits analysés, par ordre décroissant légumes, fruits, céréales, produits animaux, la quantité de pesticides différents trouvés étant comprise entre une trentaine pour les produits animaux et plus de 300 pour les légumes. En France les résidus de pesticides sont trouvés pour 62% des fruits (plus de 80% pour les raisins), 37% des céréales et 30% des légumes. Notons que l'ONG « Générations Futures » a publié des chiffres encore plus alarmants, avec par exemple 75% des produits alimentaires à base de céréales contaminés par des pesticides et 99% des raisins !

Une étude toute récente de scientifiques allemands de l'Université de Coblence-Landau, publiée en janvier 2016 (France Info, 1/02/2016), et faite dans l'ensemble des pays de l'Union Européenne montre que les normes relatives à la quantité de pesticides dans les eaux (rivières, lacs…) européennes dépassent très souvent les seuils limites, par exemple en France dans plus de 70% des mesures effectuées et en Allemagne dans plus de 90%. On utilise définitivement beaucoup trop de pesticides qui, en plus d'être présent dans nos fruits, légumes et céréales, contaminent grandement l'eau qui va se retrouver plus tard dans nos verres…

Mentionnons enfin qu'au moins 80 pesticides peuvent être considérés comme des perturbateurs endocriniens.

Dans les produits bio, les études montrent qu'on retrouve des résidus de pesticides dans moins de 5% des cas, la différence est donc claire.

Un exemple, il est établi scientifiquement que les insecticides 'néonicotinoïdes', qui sont les plus efficaces jamais synthétisés, induisent une mortalité accrue et des troubles comportementaux des abeilles, qui sont des « lanceurs d'alerte » pour la qualité de l'environnement. Les décisions d'interdiction, basées sur ces connaissances accumulées, tardent à être prises en raison de certaines « expertises » contradictoires, orientées en fonction des souhaits de certaines firmes agrochimiques.

Des études sérieuses universitaires et indépendantes des firmes agrochimiques montrent que des impacts importants sur la santé apparaissent pour certains pesticides à des doses des centaines de fois inférieures à celles autorisées (voir le site internet de « Pesticide Action Network »[12] qui est un réseau international de 600 organisations non gouvernementales d'action contre l'emploi de pesticides et

---

[12] http://www.panna.org/

des OGM, réparties sur les cinq continents et présentes dans 90 pays). Certaines études montrent aussi[13] que les adjuvants rajoutés aux principes actifs des pesticides peuvent former un cocktail beaucoup plus toxique (jusqu'à 1000 fois !) que le principe actif seul.

Nous sommes passés en quelques décennies d'une agriculture nourricière à la base de la vie qui a fait vivre dignement nos ancêtres pendant des milliers d'années à une entreprise essentiellement chimique et polluante complètement déboussolée et quasi-généralisée sur notre planète qui va contribuer grandement à l'extinction de l'humanité… c'est un des plus mauvais côté des évolutions technologiques qui, si elle ne sont pas maîtrisées rapidement dans un futur proche, régulées et orientées vers un monde durable pour les êtres vivants sur cette planète, pourraient pousser notre civilisation à très grande vitesse vers une fin irréversible…

---

[13] Prof. G.E. Séralini, Institut de biologie fondamentale et appliquée (IBFA) de l'université de Caen

## c) Perturbateurs endocriniens

Les perturbateurs endocriniens sont capables d'interférer avec le système hormonal des êtres vivants et provoquer donc de nombreux troubles de santé. Un exemple de perturbateur endocrinien, le chlordécone qualifié de « monstre chimique », qui est un pesticide utilisé sur les bananes entre 1972 et 1993[14] : il est neurotoxique et cancérigène, sa durée de vie est estimée à 7 siècles, il a contaminé toute la chaîne alimentaire, bovins, poules, œufs, gibiers, cochons, légumes, poissons, eau de source, lait maternel... il a aussi pour conséquence un retard du développement psychomoteur, des problèmes de vision... chez les enfants.

Il a été récemment montré que certaines substances, telle que le bisphénol A, que l'on a commencé à interdire dans les biberons en France et qui est un perturbateur endocrinien, pouvaient avoir de graves effets même à très faible dose, inférieure de plusieurs millions de fois celle utilisée à des fins règlementaires.

---

[14]Le Monde, 17/04/2013

Un site web américain TEDX (The Endocrine Disruptive Exchange[15]) a été lancé par une personne ayant travaillé au WWF (World Wide Fund for Nature : Fonds Mondial pour la Nature) sur les perturbateurs endocriniens, 870 substances y sont référencées (des dizaines de milliers d'articles scientifiques existent sur le sujet). Le regroupement d'ONG européennes Chemsec (International Chemical Secretariat[16]) a également proposé une liste prioritaire de substances chimiques toxiques (plus de 800 à ce jour) à retirer au plus vite du marché, la « SIN List » (Substitute It Now).

Le système endocrinien, qui est un des trois systèmes de régulation de l'organisme avec le système nerveux et le système immunitaire, est constitué de glandes endocrines se trouvant dans les organes génitaux, le cerveau, le tissu adipeux … Ces glandes émettent des hormones, contrôlant le développement, la croissance, la reproduction, le comportement, l'énergie et l'immunité des humains et des animaux. Une perturbation de ce système peut donc créer des problèmes multiples de santé… De nombreuses populations d'animaux ont des troubles similaires à ceux des humains en raison de leur contamination par un grand nombre de produits chimiques de synthèse disséminés dans

---

[15] http://www.endocrinedisruption.org/
[16] http://chemsec.org/, http://sinlist.chemsec.org/

la nature : mauvais fonctionnement de la thyroïde, baisse de fertilité, malformations, anomalies du métabolisme, féminisation des mâles, masculinisation des femelles, anomalies de comportement, déficits immunitaires, cancers....

Les perturbateurs endocriniens peuvent être évacués rapidement de l'organisme pour certains, restés jusqu'à 5 ou 10 ans pour d'autres, ou encore avoir des effets sur les générations futures, en particulier via l'épigénome... De plus des substances, qui n'auraient pas d'effet individuellement à un certain niveau de concentration, peuvent en avoir si elles se combinent ensemble. Les effets peuvent aussi pour certaines substances être forts à très faibles doses.
Certains métaux lourds et pesticides sont aussi des perturbateurs endocriniens.

Il a été montré dans une toute récente étude scientifique [17] que deux substances peuvent isolément être inoffensives et devenir toxiques en les mélangeant. Cet effet est en fait

---

[17] Synergistic activation of human pregnane X receptor by binary cocktails of pharmaceutical and environmental compounds, Vanessa Delfosse et al, Nature Communications 6, Article number: 8089,doi:10.1038/ncomms9089, Septembre 2015  (Le Monde, 4 septembre 2015)

observé depuis longtemps mais les mécanismes mis en jeu au niveau des cellules humaines viennent d'être expliqués récemment. Un des récepteurs du noyau des cellules est en effet activé quand des substances étrangères à l'organisme atteignent une certaine concentration et se lient à ce récepteur. Le récepteur va ensuite interagir avec le génome pour lui faire fabriquer beaucoup d'éléments qui participent notamment à la détoxification de l'organisme, mais peut aussi faire chuter le taux de certaines hormones ou inhiber l'action d'un médicament. Prises séparément 2 substances chimiques peuvent ne pas avoir d'effet mais le mélange peut activer le récepteur et avoir un effet à des doses 10 ou 100 fois plus faibles. Cet effet cocktail a été trouvé sur quelques substances avec une étude portant sur 40 produits seulement, sachant qu'il y a aujourd'hui environ 150 000 substances chimiques dans l'environnement ! De plus, il y en tout 48 récepteurs hormonaux qui ont été identifiés et l'étude n'a porté que sur un seul… On imagine sans peine statistiquement le nombre d'effets cocktail possible et l'impact sur la santé humaine pouvant induire de nombreuses maladies chroniques et dégénératives.

A noter que les perturbateurs endocriniens que l'on met sur la peau (par exemple cosmétiques) peuvent facilement passer dans le réseau sanguin sans passer par le foie qui ne peut donc pas jouer son rôle de filtre, et peuvent donc impacter grandement la santé. Les cosmétiques bio contiennent généralement moins de perturbateurs endocriniens, certains labels bio (tel que « Nature & Progrès ») étant encore plus exigeant sur la non-toxicité des produits.

Il n'y a donc raisonnablement qu'une seule voie de santé et d'avenir, supprimer progressivement et rapidement tous les produits toxiques pour le corps humain en les substituant par des produits inoffensifs, ce qui est certainement tout à fait possible dans la plupart des cas avec les connaissances actuelles, et la recherche de produits alternatifs par des études scientifiques peut rapidement aboutir à des solutions dans des domaines éventuellement plus difficiles.

Voici une petite liste de perturbateurs endocriniens pouvant être rencontrés fréquemment dans les produits de la vie courante :

-Parabens (methyl-, ethyl-, butyl-, propyl-, isobutyl, isopropyl-, benzyl- et pentyl- parabens): conservateurs dans cosmétiques et médicaments : modifie le fonctionnement du système hormonal

- Triclosan : antibactérien comme conservateur dans cosmétiques : favorise notamment la résistance aux antibiotiques

- Phénoxyéthanol : conservateur pour cosmétiques : toxique pour la reproduction et le développement

-Autres perturbateurs endocriniens, dont : Ethylhexylmethoxycinnamate, Benzo-phenone-1 ou -3 ou -4, Cyclopenta-siloxane, Cyclotetra-siloxane, Ether de glycol.


### d) OGM

Les OGM (Organismes Génétiquement Modifiés) sont beaucoup trop développés, leur objectif n'est souvent pas malheureusement de trouver des solutions pour la faim dans le monde, ou de faire fabriquer des substances telle que l'insuline par des bactéries transgéniques pour soigner le diabète, mais plutôt de contrôler les semences. Ces OGM sont de plus une source de contamination encore plus systématique par les pesticides qui leur sont liés (par exemple le glyphosate qui contamine substantiellement l'eau en France).

L'industrie agrochimique mondiale s'est emparée de la génétique pour modifier les plantes, pour obtenir des PGM (Plantes génétiquement modifiées) pour une agriculture productiviste intensive en faisant croire qu'elle est nécessaire pour nourrir la planète, ce qui est faux car l'Organisation pour l'Agriculture et l'Alimentation de l'ONU a récemment dit qu'une agriculture biologique pouvait nourrir toute la planète.

Les PGM sont à plus de 99 % des plantes à pesticides que l'on retrouve dans l'alimentation du bétail et des humains. 57 % des PGM sont tolérantes à un herbicide, ce qui veut dire que la plante peut se gorger de Roundup (qui contient du glyphosate classé « cancérogène probable » par l'OMS) sans mourir et 16 % des PGM produisent elles-mêmes leurs insecticides. 26 % des PGM peuvent produire plusieurs insecticides et être tolérantes à plusieurs herbicides.

Les évaluations chez l'animal sont faites pour démontrer que tout va bien : consommation par de jeunes rats sur 3 mois et surtout pas vie entière, aucun bilan hormonal alors que de nombreux pesticides sont des perturbateurs endocriniens. Les études toxicologiques sont réalisées par les producteurs eux-mêmes et sont déclarées « secret industriel » ou « propriété intellectuelle ».[18]

### e) Autres substances/procédés toxiques

-Certains matériaux, dans des dimensions « nano » (milliardième de mètre) sont utilisés dans l'alimentation (par exemple nano-silice –E551 dans le sel, le sucre ou les épices pour éviter leur agglomération), les textiles (par exemple nano-argent pour éliminer les mauvaises odeurs dans les chaussettes), les cosmétiques (nano-oxyde de titane comme crème solaire). Ces nano-substances peuvent se disperser dans l'organisme et engendrer des inflammations, qui sont des mécanismes impliqués dans le cancer.

-L'exposition aux champs électromagnétiques (téléphone portable, antennes diverses…) a été étudiée dans le rapport « BioInitiative »[19], qui montre qu'il y a des effets notamment cancérigènes à long terme en plus des effets thermiques. Il faut donc déjà prendre des précautions

---

[18] Henri Joyeux, professeur des universités-praticien hospitalier de cancérologie et de chirurgie digestive à l'université Montpellier 1
[19] http://www.bioinitiative.org/conclusions/

(mettre le moins possible le téléphone à l'oreille et utiliser le kit piéton) et ensuite diminuer les puissances d'émission des appareils et antennes, et être particulièrement attentif pour les enfants qui sont plus sensibles de manière générale aux effets toxiques que les adultes. Est-il d'ailleurs vraiment utile qu'un enfant de primaire téléphone ou tchate tous les jours avec ses potes… ?

De plus, l'électrohypersensibilité, des personnes qui ne supportent pas les champs électromagnétiques (induisant fatigue, vertiges, maux de tête, trouble de la concentration…), affecterait entre 3 et 10% de la population mondiale.

-Les additifs alimentaires artificiels, pour le goût, la conservation, l'apparence, les édulcorants… sont aussi rajoutés de manière irrationnelle dans la nourriture transformée.

Citons les substances toxiques suivantes pouvant se trouver dans de nombreux produits:

-Asparthame (E 951), aussi mentionné comme « contient de la phénylalanine » : édulcorant dans de nombreux produits :

cancérogène et effets neurologiques possibles (Association pour la Recherche Thérapeutique Anti-Cancéreuse)

-MIT (méthylisothiazolinone), MCIT (méthylchoroisothiazolinone), BIT (benzisothiazolinone) : conservateur dans cosmétiques, produits nettoyants, peintures, lessives… : allergies

-Caramel E150D : colas, assaisonnements, friandises, soupes, whisky… : cancérogène possible (Centre International de Recherche sur le Cancer/OMS)

-Sulfite de sodium (E221) : conservateurs pour vins, aliments… : intolérances (maux de tête, démangeaisons, difficultés respiratoires…). Notons que dans beaucoup de boissons alcoolisées, par exemple les vins, de nombreux autres additifs sont autorisés (une cinquantaine, sauf dans les vins « naturels » ou avec le label bio « Demeter »

-Colorants azoïques : E102 (tartrazine), E104 (jaune de quinoléine), E110 (jaune orangé S), E122 (carmoisine), E124 (ponceau 4R, rouge cochenille A), E129 (rouge allura) : confère des couleurs vives aux aliments, dans glaces, confiseries, boissons : allergisant, susceptibles d'être cancérogènes, problèmes d'activités et d'attention chez les enfants

-BHA (E320, hydroxyanisole butylé) : antioxydant : chewing-gums, purées, soupes, cosmétiques : cancérogène possible, perturbateur endocrinien.

-Talc : cancérogène

-Lauryl éther sulfate de sodium (ou Laureth sulfate de sodium) : dans savons liquides, shampooings… très toxique

-Dioxyde de titane : cancérogène (en particulier sous forme de nanoparticules)

-Triéthanolamine (TEA) et Diéthanolamine (DEA) : cancérogènes

-Dioxanes : cancérogène

-Saccharine : cancérogène

-Formaldéhyde : cancérogène

-Propylène glycol : cancérogène

-Autres additifs à éviter : E321 (BHT), E310 (gallate de propyle), ainsi que les additifs contenant de l'aluminium : E173, E520 à E523, E541, E554 à 559, E1452.

**f) Cocktails appétissants :**

**- Eau :**

La qualité de l'eau est en danger dans tous les pays, avec les pollutions industrielles, urbaines et agricoles, induisant pesticides, métaux toxiques, nanoparticules…. De plus, certains polluants ne font pas partie des seuils de qualité de l'eau du robinet, tels que la présence de résidus de médicaments[20].

Des quantités phénoménales de billes de plastique (30 millions de tonnes de plastiques déversés chaque année dans les mers et océans de la planète), liées à la pollution de la planète, sont ingérées par les poissons, les mollusques, les crustacés dans toutes les mers et océans de la planète.

---

[20] Bulletin MGEN, Mars 2013

Les normes et seuils en matière alimentaire ou d'eau sont fixées au niveau européen mais sont calculés selon des concepts d'il y a une cinquantaine d'années qui ne prennent pas en compte notamment les perturbateurs endocriniens qui peuvent agir à très faible dose et interagir avec d'autres pour créer des effets cocktail explosifs pour la santé.

La meilleure eau est celle de source ou minérale dans des bouteilles en verre, les plastiques contenant souvent trop de toxiques, et l'eau de robinet étant souvent de qualité médiocre avec trop de polluants en quantité non négligeable. L'utilisation de filtres sur votre distribution d'eau (notamment directement sur votre robinet servant à la consommation ou la cuisson), en particulier à charbon actif, peut être très utile pour limiter substantiellement la contamination en éléments toxiques (métaux, pesticides, chlore…).

L'Onema (office national de l'eau et des milieux aquatiques) est un établissement public, créé en 2007, sous la tutelle du Ministère de l'Ecologie, et a notamment pour mission de collecter toutes les informations concernant l'eau, de surveiller l'évolution de la qualité, de contrôler le respect des normes françaises et européennes. Il coordonne le service d'information sur l'eau (SIE), une base de données officielle théoriquement exhaustive et fiable. Un rapport récent de la Cour des comptes dénonce à la fois la désorganisation, le manque de moyens et de transparence qui empêchent l'Onema d'assumer pleinement les tâches qui lui incombent.

Ces révélations mettent la lumière sur des critiques formulées par des chercheurs, et des associations de défense de l'environnement depuis plusieurs années. Une vaste enquête publiée par le WWF en 2011 sur la qualité des eaux souterraines et de surface soulignait notamment les points suivants : les mesures effectuées sur les polluants sont inadaptées (les micro-polluants ne sont pas assez recherchés et donc leur effet potentiel sur la santé à long terme n'est pas évalué, pas plus que les risques liés à des combinaisons de substances) et les analyses portent sur un trop petit nombre de produits.

L'eau est l'élément de base de la vie, elle n'est plus limpide, claire, pure, bonne pour la santé telle qu'elle l'était depuis des centaines de millions d'années... qu'est-elle devenue, un cocktail de plus en plus imbuvable pour les humains et nos amis les animaux et végétaux... qu'avons-nous fait ??

La question qu'on peut se poser aujourd'hui est donc la suivante : quand vous prenez un apéritif quel est le produit le plus dangereux pour la santé : le pastis ou l'eau ?

**- Air :**

-L'OMS a déclaré que la pollution atmosphérique avait tué 7 millions de personnes dans le monde en 2012. C'est donc un problème plutôt critique, qui fait beaucoup plus de victimes que les accidents de la route…

On attend trop souvent les catastrophes pour bouger, c'est le cas des pollutions généralisées d'aujourd'hui mettant en cause le devenir des êtres vivants sur terre, comme d'un endroit dangereux qui est modifié suite à une hécatombe routière. On a attendu par exemple dans certains pays une centaine d'années pour interdire l'amiante, cancérogène, après les premières preuves de toxicité.

C'est le cas aussi des particules fines, en particulier des moteurs diesels qui en émettent le plus, responsable de 40 000 décès par an en France (10 fois plus que les accidents de la route !), et les diesels continuent à rouler en étant détaxés doublement (carburant et taxe lié au gaz $CO_2$ à effet de serre) !

En 2005, près de 90% de la population mondiale vivait dans des zones où la valeur limite recommandée par l'OMS pour les particules les plus fines (<2,5 μm) était dépassée.

Dans le monde, les décès liés à la pollution urbaine ont triplé depuis 2000, 65% d'entre eux étant en Asie.

En 2012 le CIRC (Centre International de Recherche sur le Cancer, créé par l'OMS) classait les particules diesel comme cancérigènes pour l'homme, comme le tabac, et l'OMS parle maintenant de cancérigène certain pour les particules fines. En France par exemple, le parc diesel, émettant le plus de particules même pour les modèles de voitures récents, n'a cessé d'augmenter pour arriver à 70% de l'ensemble des automobiles, en raison de la détaxation du gazole et des taxes sur l'émission de gaz carbonique… rajoutons d'autres émissions toxiques liées au diesel telles que les oxydes d'azote… est-ce bien raisonnable ?

**- Vêtements**

Des produits chimiques sont utilisés dans les textiles, par exemple pour éviter les mauvaises odeurs ou les taches. Il vaut mieux les laver avant leur première utilisation, car ils ont l'air propres et beaux mais ils sont souvent 'chimiquement salles', comme d'ailleurs vos fruits et légumes (non bio) bourrés de pesticides. Un autre exemple est le perchloréthylène, utilisé dans les nettoyages à sec, que l'on sait cancérigène probable depuis 1998, et que l'on n'a interdit que récemment (2012) dans les nouvelles installations de nettoyage.

**- Tabac/alcool :**

Le tabac contient un grand nombre de produits chimiques néfastes à votre santé. L'exemple des industriels du tabac est plutôt intéressant et typique du dysfonctionnement des régulations planétaires. En 1953, les premiers liens avérés entre cancer du poumon et cigarette ont été mis en avant dans la presse américaine. Les cigarettiers américains contre-attaquèrent avec une stratégie de communication consistant à alimenter le doute scientifique en finançant une recherche orientée dite « solide » pour attaquer la vraie science dite « mauvaise », dans le domaine de l'environnement et de la santé, qui pourraient conduire à des règlementations, afin d'influencer les leaders d'opinion, les responsables politiques et les citoyens. Ils ont aussi créé un 'think tank' par l'intermédiaire d'une société de relations publiques, enrôlant des scientifiques publiant des tribunes dans de nombreux quotidiens, tenant des blogs sur les sites web. Les discours scientifique et médiatique étant brouillés, les industries gagnèrent du temps, pour optimiser leurs profits, sur le dos de la santé de millions de personnes[21]. Maintenant si vous voulez quand-même beaucoup fumer, vous savez que, même si ça vous procure éventuellement un certain plaisir, c'est dangereux pour votre santé, comme trop d'alcool d'ailleurs. Cependant il y a quand-même une très grande différence, vous devez savoir que trop boire ou fumer peux dégrader votre santé, car on vous l'a dit souvent, mais vous ne savez généralement pas que, par exemple, manger des produits bourrés d'éléments toxiques peuvent au moins autant dégrader votre santé, car on ne vous l'a peut-être jamais dit, et en plus vous ne le faites pas consciemment et ça ne vous procure aucun plaisir... S'il y avait par exemple dans les supermarchés deux poireaux, côte à côte, l'un 'traditionnel' marqué « manger de ce poireau peut tuer », comme pour les cigarettes, et un autre bio qui coûte 20% plus cher marqué « vous pouvez manger de ce poireau autant que vous voulez », lequel prendriez-vous... ? La prochaine fois que vous faites les courses, pensez aux « étiquettes virtuelles », vous mangerez éventuellement 20% de moins de poireau si vous ne voulez

---

[21] Le Monde, 21/03/2013

ou pouvez pas dépenser plus mais vous aurez beaucoup plus de bons nutriments (vitamines, minéraux…) et serez beaucoup plus en forme …

**- Energie :**

L'énergie non-renouvelable est polluante, que ce soit les combustibles fossiles, charbon, pétrole, gaz (émission de particules fines dont on a parlé et divers produits toxiques), ou parfois l'énergie nucléaire (problème de stockage des déchets, catastrophes de Fukushima et Tchernobyl). De plus les estimations actuelles montrent qu'en moyenne, en extrapolant les données actuelles, les stocks (pétrole, uranium…) seront épuisés d'ici la fin du XXI siècle. Il y a donc une nécessité (urgente) de développer les énergies renouvelables non polluantes en faisant en sorte qu'elles aient le moins d'impact négatif sur l'environnement et les écosystèmes (solaire, éolienne, hydraulique, biomasse –à condition de ne pas impacter l'agriculture vivrière, géothermique…).

**- Cas d'école de l'amiante :**

Un exemple incroyable mais vrai, l'amiante que l'on sait dangereuse depuis plus de 100 ans et en particulier cancérigène depuis une soixantaine d'années (plus de 100 000 morts par an), n'est interdite totalement que dans une cinquantaine de pays (en France depuis une quinzaine d'années, décision retardée par le lobbying de l'industrie de l'amiante), 2 millions de tonnes étant encore produite chaque année…

**g) Explosion des Maladies Chroniques et Dégénératives:**

A quoi est due selon vous l'explosion de très nombreuses maladies chroniques et dégénératives non transmissibles (diabète, maladies cardiovasculaires, troubles psychiques, cancers, infertilité, obésité, maladies auto-immunes…) que l'on observe ces dernières décennies :

-X épidémies généralisées sur la planète, toutes déclenchées en même temps, par exemple par de méchants extra-terrestres ou un coup de baguette magique

-Obsolescence programmée de l'humanité, et des autres êtres vivants par la même occasion, algorithme développé par on ne sait quel savant fou

-Maladies toutes psychologiques, liées à une grande majorité de la population qui en a marre de vivre sur notre jolie terre et qui voudrait changer de planète

-Maladies toutes génétiques liées à un dérapage généralisé des gènes humains dont les hélices d'ADN se sont emberlificotées toutes en même temps à cause d'un fort coup de vent

-Contamination chimique généralisée de l'environnement, couplé à une dégradation substantielle de l'alimentation, car on a fait tout et n'importe quoi depuis plus de 60 ans avec aucune retenue ni régulation sérieuse, une irresponsabilité, une irrationalité et un obscurantisme forcenés, ce qui s'est traduit par une intoxication généralisée à plus ou moins grande dose de tous les êtres vivants sur cette terre.

A vous de cocher la case qui vous semble pertinente…


Réponse... Selon l'Organisation Mondiale de la Santé (OMS), 80% des maladies chroniques peuvent être liées à la pollution environnementale.

La médecine traditionnelle essaie de traiter les symptômes mais ne sait souvent pas traiter les causes. Pourquoi ? La principale cause est la manière dont les médecins sont formés (formations initiale et continue). Ils apprennent à traiter les maladies, à coup de vaccins, de médicaments, d'opérations. Vous avez une jambe cassée ? On vous la répare. Le cancer ? On vous l'enlève. Le cœur ? On vous le change. Pourquoi-pas mettre un de ces jours un petit système informatique à la place de votre cerveau…

Cette médecine peut des fois être très efficace, surtout en cas d'urgence. Mais la contrepartie est qu'elle ne s'occupe pas assez d'aider les malades à rester en bonne santé. Lorsque vous vieillissez, elle attend souvent que vos problèmes de santé s'aggravent pour vous proposer un traitement, qui traite de plus en plus les symptômes seulement, et pas les causes.

Mais le remède risque alors d'être insuffisant et tardif. Chirurgie et médicaments, parfois si précieux, comportent toujours un risque, des fois très important, d'effets indésirables. De nombreuses personnes se sentent notamment diminuées par leurs traitements médicaux.

Voici quelques déclarations récentes qui montrent bien l'ampleur du problème…

*Assemblée générale de l'ONU, New York, 20 septembre 2011 :*
« Nous chef d'état et de gouvernement reconnaissons que le fardeau et la menace que les maladies non transmissibles représentent à l'échelle mondiale constituent l'un des principaux défis pour le développement au XX1e siècle, reconnaissons le rôle primordial des gouvernements et la responsabilité qui leur incombe de faire face au défi des maladies non transmissibles et l'impérieuse nécessité pour tous les secteurs de la société d'agir et de s'investir pour susciter des réponses efficaces propres à assurer le prévention et la maîtrise de ces maladies. »

*Margaret Chan, Directrice générale de l'Organisation Mondiale de la Santé, 21 avril 2011 :*
« L'augmentation des maladies chroniques non transmissibles représente un énorme défi. Pour certains pays, il n'est pas exagéré de décrire la situation comme une catastrophe imminente pour la santé, pour la société et surtout pour les économies nationales.

Les freins à la transition vers un monde responsable sont en particulier liés à certains lobbys industriels qui agissent au niveau politique et des lieux d'expertise, ainsi qu'à l'inertie des autorités publiques et de la société. »

Notons quand-même que dans ce dernier discours M. Chan mentionne « une catastrophe… surtout pour les économies nationales », est-ce plus important que la santé et la société ? A quoi sert l'économie alors ? Comment pourrait-on travailler sans être en bonne santé ? L'économie n'a-t-elle pas besoin par hasard d'un peu d'humains pour la faire tourner ? Voilà quelques réflexions à avoir pour un futur rationnel et durable…

L'incidence des maladies chroniques est en augmentation constante. Les cancers étaient imputés dans 3,5 % des décès en 1906, 11,5 % en 1945 et 26,9 % en 1990.
Entre 1994 et 2004, les Affections de Longue Durée (ALD) ont progressé de 73,5 % (+ 84 % pour le cancer ; +83 % pour le diabète).
Cette hausse de 5,7 % par an en moyenne sur dix ans est beaucoup plus rapide que le vieillissement de la population.[22]

---

[22] http://fr.wikipedia.org/wiki/Chronique_(m%C3%A9decine)

Les maladies auto-immunes, quasiment inconnues il y a quelques années, représentent aujourd'hui la 3e cause de morbidité après les affections cardio-vasculaires et les cancers.

Ces maladies résultent d'un dérèglement du système immunitaire qui devient, progressivement, le pire ennemi du malade en attaquant son organisme comme s'il s'agissait d'un corps étranger.

Les populations vivant dans des pays développés à haut niveau d'hygiène développent davantage d'allergies et de maladies auto-immunes.[23]

La raison doit être certainement liée au fait que le système immunitaire et/ou les organes qui sont attaqués par notre système immunitaire sont trop contaminés par des produits toxiques et que l'alimentation « moderne » n'apporte pas assez de nutriments essentiels pour bien faire fonctionner le corps et l'esprit. Supposons que vous ayez une belle Ferrari, si vous ne mettez pas d'essence ou vous mettez je ne sais quelle autre ingrédient, du sucre par exemple, même avec le meilleur moteur au monde, elle ne marchera pas très bien... eh bien c'est pareil pour les humains, vous avez beau avoir le plus joli cerveau avec des dizaines de milliards de

---

[23] http://www.2012un-nouveau-paradigme.com/article-les-maladies-auto-immunes-en-augmentation-inquietantes-111392205.html

neurones et de superbes muscles, sans bons nutriments, vous ne ferez rien de tout ça…

L'OMS estime que les causes infectieuses sont à l'origine de 18% des cancers dans le monde, mais seulement 8% dans les pays à revenu élevé.

Il y a 50 ans la majorité des décès étaient due aux maladies infectieuses, en 2005 60% des décès sont dus à des maladies non infectieuses, et les projections font passer ce chiffre à environ 90% en 2030…

Ces maladies non infectieuses et non transmissibles sont aussi la cause des nombreuses années de vie en bonne santé perdues, entre 15 et 20 par exemple en France pour les hommes et les femmes, cette durée de vie en bonne santé diminuant dans beaucoup de pays, tels que le France, l'Allemagne ou les Pays-Bas, qui sont censés avoir de bons systèmes de santé…

Les chiffres français de l'Institut National des Etudes Démographiques sur l'Espérance de vie sans incapacité (ESVI) (ou espérance de vie en bonne santé) sont les suivants : entre 2008 et 2010 : 1 an de moins pour les femmes (de 64,6 à 63,5), 1 an de moins pour les hommes (de 62,7 à 61,9).[24]

---

[24] Le Monde (28/08/2013)

Ces maladies chroniques ont progressé non seulement parce que les gens vivent plus vieux mais surtout parce que ces maladies montent en flèche à tous les âges de la vie.

L'espérance de vie en bonne santé au niveau mondial continue en moyenne de progresser mais moins vite que l'espérance de vie, qui augmente principalement en raison de la baisse de la mortalité infantile. Dans certains pays, tels que les USA, l'espérance de vie commence à diminuer, et à terme l'explosion des maladies chroniques risque de faire baisser, si on ne prend pas de mesures sérieuses, la durée de vie en bonne santé et l'espérance de vie de la grande majorité, si ce n'est tous, des humains, ce qui sera une marche en arrière sans précédent dans l'histoire de l'humanité.

Ces nouvelles maladies sont bien sûr une catastrophe sanitaire et humaine mais également constitue de plus une des principales menaces pour le développement économique, selon le Forum économique mondial.

83% des dépenses remboursées par l'assurance maladie étaient attribuables aux maladies chroniques en 2009 (maladies cardio-vasculaires, cancers, diabète, affections psychiatriques de longue durée).

Les affections de longue durée ont presque doublées en 14 ans, ce qui est 6 fois plus rapide que le changement démographique. Si on retire les pourcentages associés au vieillissement et au changement de nomenclature, il reste une spectaculaire augmentation durant cette période due à la progression intrinsèque des maladies chroniques de 82%, en raison de l'impact environnemental, cumulé à la mauvaise alimentation, où une orgie de produits toxiques est déversée chaque jour !

Il a été montré que les perturbateurs endocriniens, à des doses que rencontre quotidiennement la population, avaient aussi un effet transgénérationnel, pouvant impacter jusqu'aux arrières-petits-enfants, par exemple pour la puberté, les atteintes testiculaires et ovariennes, l'obésité, les atteintes du rein et de la prostate, en raison d'une modification de l'épigénome (qui contrôle l'expression des gènes), par exemple des spermatozoïdes.
L'âge de la puberté chez les filles, est notamment passé de 18 ans en moyenne au XIXe siècle à environ 12 ans aujourd'hui...

L'exemple du BPA (Bisphénol A), un perturbateur endocrinien dont on a commencé à prendre des mesures de restriction, est emblématique. On sait depuis les années 1930 que c'est une hormone de synthèse, pouvant donc perturber le système hormonal des êtres vivants, mais on l'a quand-même utilisé à grande échelle (biberons, revêtement intérieur des boîtes de conserve et des canettes de boisson, céments dentaires, dispositifs médicaux, papiers thermosensibles…), en négligeant les impératifs de santé publique, qui a contaminé par exemple 93% de la population américaine de plus de 6 ans !

La majorité des études montrent des effets significatifs du BPA à des doses inférieures à la dose journalière admissible considérée comme sûre par toutes les agences de sécurité sanitaire. Il ressort aussi que les études financées par certaines industries chimiques ne montrent aucun effet alors que 90% des études menées sur des fonds publics trouvent des effets. On retrouve d'ailleurs ces « anomalies » caractéristiques d'une « orientation » des études dans plusieurs autres domaines (effets des ondes électromagnétiques, effets secondaires de certains médicaments…).

On pensait pouvoir faire face aux maladies chroniques par les traitements curatifs, comme on l'a fait pour les maladies infectieuses par le passé, mais on se rend de plus en plus compte que ce n'est, dans beaucoup de cas, pas possible, et que c'est avant tout la prévention qui va permettre de réduire substantiellement les maladies chroniques (représentant plus de 80% des dépenses de santé en France), qui sont à l'origine du déficit des systèmes de sécurité sociale, et d'augmenter la durée de vie en bonne santé, et à terme continuer à augmenter l'espérance de vie à la naissance.

Les autorités de santé (par exemple conférence de l'OMS à New York en 2010) mettent souvent en avant que l'épidémie de maladies chroniques est lié à un problème de comportement des individus (tabagisme, inactivité physique, abus d'alcool, alimentation peu saine), ce qu'il faut bien sûr éviter le plus possible, mais n'explique pas l'essentiel de cette épidémie, si l'on ne prend pas en compte la pollution. Cependant, une déclaration du Centre International de Recherche contre le Cancer de l'OMS ('des Asturies') de 2011 est plus en phase avec la réalité « 12 millions de cancers sont diagnostiqués chaque année dans le monde, avec plus de 7 millions de décès annuels par cancer… Un pourcentage important de l'ensemble de ces cancers est dû à des expositions environnementales ou professionnelles ».

L'organisation internationale « Society of Toxicology », créée en 1961, regroupant 6000 membres, a déclaré en 2012 lors d'une Conférence à Paris : « Beaucoup des grandes maladies qui ont augmenté ces 40 dernières années sont en partie liées à des facteurs de développement consécutifs à des déséquilibres nutritionnels ou des expositions environnementales à des substances chimiques : obésité, diabète, hypertension, maladies cardio-vasculaires, asthme et allergies, maladies immunes et auto-immunes, maladies neuro-développementales et neuro-dégénératives, puberté précoce et infertilité, certains types de cancers, ostéoporose, dépression, schizophrénie et sarcopénie...

45% des français souffrent aujourd'hui de troubles ou maladies chroniques.

-Diabète :

Le nombre de personnes diabétique est passé de 135 millions en 1995 à 356 millions récemment, les derniers chiffres évaluant en fait le nombre de personnes ayant le diabète de type 1 et 2 à 10% (700 millions de personnes) de la population mondiale, ce qui est une véritable 'épidémie'...

La pollution chimique, due en particulier aux perturbateurs endocriniens, certains métaux toxiques tels que mercure, cadmium, plomb et nickel, l'arsenic et les particules atmosphériques fines, a été mis en évidence comment étant diabétogène et également obésogène.

-Obésité :

Pathologie en plein essor, l'obésité toucherait déjà 15 % de la population française... contre «seulement» 6,1 % en 1980. Et au niveau international, la pathologie cause chaque année 2,8 millions de décès et concernera 700 millions de personnes en 2015.

S'agissant des personnes en surpoids, les études récentes donnent un chiffre de 2 milliards de personnes, soit environ 30% de la population mondiale...

Ces chiffres (diabète, obésité...) augmentent de manière exponentielle... est-ce une coïncidence, un virus d'obésité, ou bien les personnes qui ont décidé depuis une décennie ou deux de manger n'importe quoi ou d'arrêter définitivement le sport sur un coup de tête car elles étaient trop en forme... ? Ces derniers facteurs (nourriture, sport) contribuent grandement au bien-être et à la santé, bien sûr et il faut y être attentif, notamment au sucre présent en trop grande quantité dans la nourriture « traditionnelle » d'aujourd'hui, mais ils n'expliquent pas à eux seuls l'amplitude et la croissance de ces « épidémies » mondiales, dans les pays riches et pauvres, dans toutes les classes sociales. L'orgie de cocktails chimiques, notamment les perturbateurs endocriniens, qui « fleurissent » partout, ne contribueraient-ils pas un iota à cette hécatombe… ? A vous de juger et de prendre en compte l'ensemble des facteurs potentiels (nourriture, toxiques, sport) si vous ne voulez pas adopter trop tôt cette 'tendance' !

-Infertilité :

Le nombre de spermatozoïdes a diminué entre 30 et 50% depuis 50 ans, et si on fait un prolongement de cette variation, on trouve une concentration en spermatozoïdes nulle vers le milieu du XXIe siècle, c'est-à-dire presque « demain »… L'humain est-il en voie de disparition ? Notons que l'on observe aussi les mêmes atteintes à la reproduction chez la faune, ce qui a évidemment la même origine chimique…

La baisse de la qualité du sperme est à relier à d'autres évolutions inquiétantes, comme par exemple les malformations génitales chez le jeune garçon. Les perturbateurs endocriniens ont certainement une responsabilité importante dans cette évolution, tels que les

PCB, le distilbène, le plomb, certains pesticides, et certains phtalates.

Il est maintenant clair que le développement est marqué par une plasticité qui lui permet de répondre à son environnement, plus particulièrement pendant sa phase initiale. Les mécanismes identifiés sont ceux impliqués dans le contrôle de l'expression des gènes et l'induction de phénotypes (caractères observables d'un individu) spécifiques en l'absence de modifications des gènes. Ces modifications épigénétiques peuvent être transmises au niveau cellulaire d'une génération à l'autre...

Le génome humain est aujourd'hui décrypté, mais très peu de maladies s'expliquent par un gène déficient et en particulier celles non transmissibles qui constituent aujourd'hui l'écrasante majorité des maladies. L'épigénome, qui est périphérique au génome et permet à des gènes d'être actifs ou pas, a certainement beaucoup plus d'impact sur la santé. Des modifications épigénétiques apparues chez nos ancêtres peuvent se transmettre à la descendance, tout en étant accentuées par la poursuite de la contamination par des toxiques environnementaux.

Différents facteurs peuvent agir sur l'épigénome, le plus fréquent étant la méthylation, avec des substances chimiques se greffant sur les gènes, le degré de méthylation favorisant ou empêchant l'expression des gènes. Dans ces substances, on trouve notamment des métaux toxiques à faibles ou fortes doses (cadmium, nickel, mercure, arsenic, chrome, plomb), des solvants (trichloréthylène, benzène), des polluants atmosphériques (particules fines), des perturbateurs endocriniens (distilbène, bisphénol A), des polluants organiques persistants (dioxine).

L'altération des profils épigénétiques pourraient notamment expliquer une partie des cancers et des maladies auto-immunes.

Une nouvelle politique de santé est donc urgente, en améliorant la prévention par une bonne nutrition et une réduction substantielle de l'exposition aux substances chimiques environnementales, tout au long de la vie et encore plus pendant la grossesse et pour les enfants. Cette prévention aurait un impact majeur sur les réductions des maladies, chroniques et dégénératives en particulier, améliorerait grandement la qualité de vie de la population et réduirait par la même occasion le coût, qui dérive dangereusement, des systèmes de santé, sur la planète…

Une étude chez des souris, publiée en 2007, a montré que l'on pouvait changer le degré de méthylation des gènes par l'alimentation (apport de certaines vitamines) lors de la gestation et corriger ainsi le changement de l'épigénome. Il faut donc amplifier substantiellement les financements pour ces recherches capitales pour la santé des populations afin d'en comprendre tous les mécanismes...

-Maladies neurologiques :

Un rapport de l'OMS de 2001 donne un nombre de 450 millions de personnes dans le monde atteintes de trouble mental ou neurologique.

Selon les experts, ces maladies, de la dépression à l'épilepsie, seront la deuxième cause de mortalité et de handicap d'ici 2020.

La dépression touche 340 millions de personnes dans le monde.[25]

La maladie d'Alzheimer touche 850000 personnes en France, les perspectives sont de 1,2 million en 2020.

Les statistiques de la maladie d'Alzheimer sont les suivantes :

4e cause de mortalité en France,

---

[25]
http://www.doctissimo.fr/html/sante/mag_2001/mag0223/ps_3419_mor talite_troubles_mentaux.htm

50% des personnes de plus de 50 ans présentent des troubles de la mémoire,

Le nombre de malades d'Alzheimer devrait pratiquement doubler en 20 ans dans le monde et passer de 35,6 millions en 2011 à 65,7 millions en 2030 (association « Alzheimer's Disease International »),

La maladie d'Alzheimer n'est de plus diagnostiquée en France que chez 50 % des patients atteints.

Parmi les causes importantes, on trouve l'intoxication par certains métaux toxiques, notamment mercure et aluminium. Certains pesticides (organophosphorés, carbamates) ont été également mis en avant par des études scientifiques dans l'augmentation des maladies neurodégénératives telles qu'Alzheimer et Parkinson.

Selon « l'US Centers for Disease Control and Prevention » (CDC), la maladie de Parkinson est la 14e cause principale de décès aux Etats Unis. Un rapport de 2007 publié par la Parkinson Disease Foundation (PDF) estime que d'ici 2030, le nombre de décès de personnes atteintes par la maladie de Parkinson dans le monde fera plus que doubler.[26]

Une augmentation des démences de 75% est prévue par l'INSERM en 2030.

---

[26] http://sante-medecine.commentcamarche.net/contents/43-maladie-d-alzheimer

En mars 2007, un rapport de l'Organisation Mondiale de la Santé annonce un doublement des cas de démence tous les 20 ans pour les prochaines décennies.[27]

Les maladies mentales et les affections neurologiques sont l'un des plus grands défis sanitaires que l'Europe doit relever. Ces troubles qui concerneraient chaque année en Europe plus de 38% de la population restent encore trop souvent dissimulés, non traités.[28]

Aux USA, le nombre de personnes atteintes de maladies mentales a augmenté d'un facteur 5 ces 50 dernières années.[29]

Le Centre de Recherche pour les troubles du déficit de l'attention avec ou sans hyperactivité (Pays-Bas), a trouvé que 62% des enfants diagnostiqués avec ces troubles avaient un comportement qui s'améliorait après un changement dans l'alimentation pendant 3 semaines, en raison des intolérances alimentaires dues aux toxiques absorbés, notamment plomb, mercure, pesticides...[30]

[27] http://fr.wikipedia.org/wiki/Sant%C3%A9_mentale
[28] http://sante.lefigaro.fr/actualite/2011/09/05/16281-plus-dun-europeen-sur-trois-souffre-troubles-mentaux
[29] Ethical Human Psychology and Psychiatry, Volume 7, Number I, Spring 2005, Robert Whitaker, Cambridge, MA
[30]
http://fr.cchr.org/sites/default/files/Solutions_for_Better_Mental_Health.pdf, Dr. L.M.J. Pelsser of the Research Center for Hyperactivity and ADHD in Middelburg, The Netherlands

Le plomb a contaminé durablement l'ensemble de l'écosystème, en raison notamment de son utilisation pendant des décennies dans les peintures et les carburants. Des études ont montré que plus les enfants étaient contaminés en plomb plus ils avaient des déficits de QI, des troubles de l'attention et du langage. Le mercure a clairement montré aussi sa neurotoxicité et son impact dramatique sur la population dans les années 1960 à Minamata au Japon, où une usine de PVC utilisait le mercure comme catalyseur, lequel rejeté dans l'eau contaminait les poissons et la chaine alimentaire, donnant des malformations, cécités et retards mentaux chez les enfants. Même les chats, qui pourtant n'aiment pas l'eau !, devenaient fous et se jetaient dans la mer…

Le mercure est très présent aujourd'hui dans les plombages dentaires (50% des matériaux, avec de l'étain qui est aussi un neurotoxique), et la combustion du charbon. Ils se retrouvent aussi en raison de la contamination chimique de l'environnement dans les poissons, en particulier les gros en bout de chaine alimentaire, ainsi que les ampoules fluorescentes.

Aux Etats-Unis, entre 10 et 15% des enfants sont touchés par les maladies neuro-développementales, 1 enfant sur 68 par des troubles du spectre autistique en 2014 (contre un enfant sur 5000 en 1975 !), plus d'un enfant sur 10 pour l'hyperactivité et les troubles de l'attention, au total un enfant sur 6 est concerné aux USA par un trouble du développement touchant le cerveau ou un autre organe. L'une des causes très importantes, affectant notamment le développement cérébral, est la prolifération de molécules de synthèse capables d'interférer avec le fonctionnement de la glande thyroïde et les hormones thyroïdiennes. Ces contaminations chimiques induisent aussi une baisse importante du quotient intellectuel, et donc de la capacité des jeunes générations à maîtriser leur avenir, ainsi que des comportements antisociaux ou criminels. Les principaux toxiques chimiques responsables sont les métaux lourds (en particulier plomb et mercure), les PCB (qui sont des composés chlorés utilisés précédemment comme isolants électriques, lubrifiants...), certaines dioxines (issues des processus de combustion), les retardateurs de flamme bromés pour ignifuger les plastiques de l'électronique, les mousses de canapé ou les meubles, les perfluorés (utilisés comme surfactants), le DDT (qui a été interdit dans beaucoup de pays), ainsi que certains pesticides notamment organophosphorés (citons par exemple le chlorpyrifos qui est l'un des pesticides les plus utilisés en Europe) et certains solvants. Ces contaminants se trouvent notamment dans l'eau, l'alimentation, l'air, ainsi que les perturbateurs endocriniens provenant des plastiques, cosmétiques...[31] [32]

-Cancer :

Le cancer est la 2e cause de mortalité dans le monde avec 7,6 millions de décès en 2008, l'OMS prévoyant presque un doublement du nombre de nouveaux cas sur les 2 décennies à venir, avec 12,7 millions de nouveaux cas en 2008 et 21,4 millions en 2030. L'Europe et l'Amérique ont les taux d'incidence les plus élevés pour les 2 sexes, mais la croissance la plus rapide est prévue dans les pays à faible revenu, montrant que le taux global de cancer est proportionnel au niveau de revenu, celui des pays à haut revenu étant 2 fois plus élevé que celui des pays à faible revenu.

En France, le nombre de cas de cancers a presque doublé en 25 ans, et le nombre de décès a augmenté de 13% sur la même période. Si on calcule le risque sur la durée de vie,

---

[31] Le Monde, 3 décembre 2014 « Science et Médecine » : La pollution chimique menace nos cerveaux
[32] Barbara Demeneix, « Losing our minds. How environmental pollution impairs human intelligence and mental health », Oxford University Press, 2014

on trouve 2 femmes sur 5 et 1 homme sur 2 qui seront atteints par le cancer.

Environ 2 cancers sur 3 aujourd'hui sont liés à l'environnement, et cette proportion devrait malheureusement augmenter si on ne prend pas des mesures ambitieuses pour limiter substantiellement la contamination chimique de l'environnement.

En Europe et aux Etats-Unis, l'augmentation des cancers est de 1% par an chez l'enfant et de 1,5% par an chez l'adolescent depuis 30 ans, le taux augmentant continuellement.

On observe que les migrants adoptent le profil des cancers du pays d'accueil, d'où l'impact essentiellement de l'environnement.

L'incidence du cancer est proportionnelle au PIB, ce qui montre bien le lien entre l'actuel mode de développement, sans contrôle suffisant des produits toxiques, et le cancer. Le jour où le bien-être de l'ensemble de la population terrestre sera proportionnel au PIB, on pourra dire que notre petite planète aura fait un énorme pas constructif en avant et pourra sereinement converger vers un futur durable…

Le sida tue en France environ 1 personne par jour et le cancer 450 personnes par jour. Lorsqu'il y a volonté politique et mobilisation de la société civile, les résultats sont au rendez-vous, ce qui a été le cas de l'épidémie de sida qui régresse. Les 3 principales maladies infectieuses, sida, tuberculose et paludisme ont d'ailleurs commencé à régresser.

## h) Seuil de tolérance

Tout le monde est contaminé de toute façon, c'est seulement une question de dose et de seuil de tolérance qui va varier d'une personne à l'autre, sachant qu'on commence à contaminer les enfants dès qu'ils sont dans le ventre de leur maman (via le placenta et l'épigénome) et qu'ils peuvent donc naître déjà fortement intoxiqués en particulier si la maman l'est aussi.

Nous avons défini en toxicologie des effets de seuil (Paracelse), pas toujours respectés ou contrôlés, voire souvent dépassés, avec des dérogations possibles, mais ce n'est pas applicable à certains produits chimiques (par exemple les perturbateurs endocriniens) et les doses de polluants cumulées constituent des cocktails explosifs non pris en compte dans la santé publique.

Si vous avez de la chance, quelques bons gênes qui permettent de mieux se désintoxiquer (peut-être environ 50% de la population), et surtout si vous pouvez faire les bons choix dans votre vie quotidienne en étant bien informé (information utile et objective très largement absente aujourd'hui...) pour faire beaucoup de prévention et décontaminer la planète et vous-même par la même occasion, vous pourrez peut-être ne pas avoir d'effet grave pour votre santé ou du moins les retarder au maximum, à condition aussi d'inverser un jour la courbe de contamination de l'environnement pour réduire progressivement, rapidement, l'utilisation des matériaux et produits dont on connait les conséquences gravissimes pour la santé. Sachant que, même en prenant ces bonnes résolutions (pour la plupart à venir...), il faudra longtemps pour décontaminer naturellement les sols, et encore plus longtemps pour l'eau, les rivières, les lacs, mers et océans... mais quand on sera dans la bonne direction, tout espoir sera permis pour l'avenir de l'humanité et des autres êtres vivants sur notre bien jolie planète ...

On commence de plus en plus à parler de l'influence du gène Apoe 4 par les études qui ont été menées récemment. L'Apoe 4 a surtout été étudié dans la maladie d'Alzheimer car tous les gens présentant un génotypage Apoe 4 sont plus prédisposés à cette maladie que les autres. Ceci parce que l'Apoe 2, qui est le gène protecteur (appelé aussi gène de longue-vie) comprend deux groupements thiols capables de se lier notamment aux métaux lourds toxiques et de permettre leur élimination. Il semblerait que l'Apoe 4 soit retrouvé dans les mêmes proportions par exemple dans l'autisme que dans la maladie d'Alzheimer.

## i) Tous impactés

Pensez bien que, même si vous croyez être au-dessus de la mêlée, vous risquez malheureusement d'être impactés tôt ou tard comme tout le monde. Supposons que vous ayez décidé de lancer une production avec des matériaux extrêmement dangereux, tout ça parce que ça revient moins cher que d'autres matériaux, ou par facilité, ou parce que vous n'avez aucune information sur le problème majeur potentiel, ou pour je ne sais quelle autre raison, pensez que vos enfants, petit enfants et vous-même allaient un jour retrouver ce produit nocif, qui est de toute façon très souvent pas assez recyclé, dans votre assiette (par exemple, mercure, dioxine et PCB dans les poissons), dans l'eau (pesticides, et nombreux autres produits chimiques…), dans l'air (micro-particules cancérigènes et beaucoup d'autres particules toxiques…), dans les sols… Où en est-on aujourd'hui… l'ANSES (Agence nationale de sécurité sanitaire de l'alimentation, de l'environnement et du travail) vient par exemple de recommander en 2013 de manger 2 fois maximum du poisson par semaine car il est trop contaminé, alors qu'il devrait être a priori au moins aussi bon sinon meilleur que la viande pour la santé en raison de ses apports nutritifs, mais aujourd'hui il est bourré de produits chimiques, de métaux lourds, peut-être d'ailleurs que ces pauvres poissons finiront par devoir rester au fond de l'eau car trop lourd pour remonter à la surface ! Tout récemment, l'OMS a également dit que certaines viandes et charcuteries, dont la qualité se dégrade, pouvaient aussi être cancérigènes… Pauvre planète.

Les enfants d'ouvriers et les enfants de PDG sont et seront impactés de la même façon par la pollution généralisée, comme le sont les ouvriers et les patrons. Il n'y a pas de différence, à terme personne ne profitera de cette irresponsabilité et inconscience beaucoup trop généralisées, que tout le monde en soit conscient…

A noter que les professionnels qui utilisent ces toxiques chimiques sont les premiers contaminés, par exemple les agriculteurs avec leurs centaines de pesticides répandus jusqu'à l'overdose, ou les dentistes avec leurs pâtes à base de mercure et d'étain, qui sont de formidables neurotoxiques. Il est d'ailleurs reconnu que les dentistes ont statistiquement beaucoup plus de problème de mémoire et également de reins que la moyenne de la population.

On oppose trop souvent économie et santé publique… vous comprenez on va un peu polluer mais bon on va créer des emplois ! Ne seront-ce pas des personnes qui viendront un jour en chaise roulante et qui ne se rappelleront plus où elles habitent car trop contaminées dans leurs corps et esprit… ? C'est quand-même embêtant, on les embauche mais ne viennent qu'un jour et ne se rappellent plus ensuite leur chemin, au mieux elles arrivent en retard tous les matins de quelques heures après avoir fait plusieurs fois le tour de Paris dans le métro…

Ce n'est pas humain certes, mais est-ce au moins rentable pour la société… ? S'il faut faire manger des tonnes de médicaments (qui soignent « des fois ») et passer ses vacances et une partie de son travail à l'hôpital je ne pense pas que la société dans son grand ensemble, hormis une poignée de personnes qui seront de toute façon tôt ou tard intoxiquées aussi…, y trouve son compte, au sens propre du terme, sans parler des autres sens !

A moins que l'on considère que, finalement, une société entièrement automatisée, sans humains en bonne santé, voire sans humains du tout, puisse être un futur enviable pour la planète… nos amis les animaux et les végétaux ne diraient peut-être pas le contraire vu le sort qu'on leur inflige… !

Les conflits d'intérêt, la corruption, l'irresponsabilité tuent à petites feux les démocraties mais également beaucoup de personnes, incluant celles responsables de ces dérives dramatiques. Eh oui, messieurs, mesdames, cher(e)s compatriotes, vous aussi vous risquez tôt ou tard d'être impactés, vous retrouverez pour certains vos inconsciences dans votre maison, dans votre assiette, dans vos veines et dans votre cerveau… N'en doutez-pas… Votre nourriture, qui devrait être votre première médecine, ne réalise plus ses fonctions de base, les produits chimiques et la mauvaise alimentation ingurgités tout au long de votre vie, avec des tolérances différentes suivant les personnes, finissent pas détraquer tôt ou tard par exemple vos systèmes enzymatiques et votre flore intestinale qui n'aident plus votre métabolisme à bien fonctionner et apporter les éléments indispensables à la vie et la longévité… C'est très sournois, car vous pouvez être intolérant, par exemple au gluten (aux USA 18% de la population achète des produits sans gluten, en raison de leurs intolérance à cette protéine complexe se trouvant dans de nombreux produits agroalimentaires à base de blé surtout, et d'autres céréales dans une moindre mesure), et à la caséine (protéine complexe se trouvant dans le lait et beaucoup de laitages). Ceci devient de plus en plus courant, sans le savoir tant que vous n'avez pas fait des tests, d'ailleurs difficiles à faire (une possibilité est de prendre son pouls avant et après le repas, s'il a augmenté substantiellement une demi- ou une heure après le repas ça peut vouloir dire que vous êtes intolérant à un des aliments ingurgités), et peut induire des problèmes majeurs physiques ou psychiques qui ne disparaîtront que quand vous saurez et aurez éliminé les aliments ou produits en question ou que vous serez détoxiqués, en métaux lourds, pesticides… notamment par changement d'alimentation et/ou par chélation. Cette dernière n'est malheureusement reconnue (et remboursée) que dans quelques pays. Elle peut être vraiment efficace à condition qu'elle soit effectuée par des spécialistes (Voir l'Organisation « IBCMT » qui sont des médecins environnementaux spécialistes de la contamination par métaux toxiques *: International Board of Clinical Metal Toxicology : http://www.ibcmt.com/ ).*

Qu'en déduisez-vous logiquement, raisonnablement, constructivement ? Enfin, espérons-le... sinon 'no future' pour nos enfants et nous-même !

Un point fondamental est que ces maladies chroniques ou dégénératives concernent non seulement les adultes mais aussi les nouveaux nés et les enfants en très bas âge, qui ne peuvent être soupçonnés ni de tabagisme, ni d'une mauvaise hygiène de vie, ni de stress ou d'alimentation déséquilibrée. De ce constat est né l'Appel de Paris.

Le 7 mai 2004 à l'UNESCO se sont en effet réunis, dans une même volonté, des scientifiques internationaux de renom, des médecins et des représentants d'associations environnementales, lors du colloque « Cancer, Environnement et Société » organisé par l'ARTAC (association pour la recherche thérapeutique anticancéreuse). De cette union entre scientifiques et organisations non gouvernementales est né l'Appel de Paris, déclaration historique sur les dangers sanitaires de la pollution chimique qui s'articule autour de 3 points :

Article 1 : le développement de nombreuses maladies actuelles est consécutif à la dégradation de l'environnement.
Article 2 : la pollution chimique constitue une menace grave pour l'enfant et pour la survie de l'Homme.
Article 3 : notre santé, celle de nos enfants et celle des générations futures étant en péril, c'est l'espèce humaine qui est elle-même en danger.

Aujourd'hui, plusieurs centaines de scientifiques internationaux, près de 1000 ONG et environ 200 000 citoyens y ont apporté leur signature. Il a été signé par le Conseil national de l'ordre des médecins ainsi que par l'ensemble des conseils nationaux de l'ordre des médecins et les syndicats médicaux de 25 états membres de l'Union européenne regroupée au sein du Comité permanent des médecins européens représentatif des deux millions de médecins européens.

La situation est réversible, encore pour quelques temps, alors n'attendez plus, sautez dans votre tee-shirt vert, réalisé en matière bio, recyclé, équitable et durable et œuvrez pour l'éco-innovation, l'éco-conception, l'écofabrication, l'éco-utilisation... et profitez à jamais de notre belle planète !

## 3) Médicaments (dont ceux à éviter…)

L'exemple des produits issus de l'élevage est intéressant : on trouve dans le lait de vache (pire cas), de chèvre, de brebis ou d'humain, des anti-inflammatoires, des bétabloquants, des hormones et des antibiotiques. On trouve dans les petits pots pour bébé des antibiotiques destinés aux animaux, des antiparasitaires et des fongicides. Une incroyable pharmacologie est destinée aux animaux d'élevage, douvicides contre les vers parasites, anticoccidiens contre les parasites de l'intestin, vermifuges, hormones, vaccins, neuroleptiques et antibiotiques. Très peu d'études ont été effectuées sur la synergie de ces produits. Une étude a par exemple montré en 2012 que la combinaison de 3 fongicides très employés dans l'agriculture provoquait des effets inattendus sur le système nerveux central.

L'orgie d'antibiotiques donnés au bétail, ainsi que leur utilisation abusive dans la lutte contre les petites infections des humains, induisent des souches résistantes de bactéries et des maladies résistantes aux antibiotiques (environ 5%), telle que le SARM (staphylocoque doré résistant à la méticilline), qui joue un rôle fondamental dans les infections nosocomiales survenant dans les hôpitaux. Les ¾ des 7000 à 10 000 décès annuels de ce type en France seraient dus à ces bactéries résistantes. Environ 20000 morts de ce type aux USA par an.

Les producteurs de porcs seraient 700 fois plus touchés par ce staphylocoque que le reste de la population.[33]

Des bactéries précédemment banales deviennent difficiles à traiter, et l'OMS a récemment lancé un cri d'alerte à ce sujet.

La surconsommation d'antibiotiques induisant un renforcement des résistances bactériennes serait responsable de sept cent mille décès par an dans le monde[34]. Elle induit aussi des effets désastreux sur les bactéries bénéfiques (flore intestinale), qui mettent jusqu'à un mois pour se reconstituer (la prise de probiotiques favorise le développement des bonnes bactéries au détriment des mauvaises) et sur notre système immunitaire, et modifie les bactéries, virus et champignons à l'origine bénins en agents pathogènes. Cette production est passée de quelques centaines de tonnes par an en 1950 à des dizaines de milliers de tonnes par an en 1990. La pilule contraceptive, les neuroleptiques, somnifères… induisent aussi de grands dégâts sur la flore intestinale (voir référence 41).

---

[33] Le Monde, 26/02/2013
[34] Le Monde Diplomatique, N° 730, Janvier 2015

De plus, les élevages confinés amplifient la transmission des virus entre animaux, ou d'une espèce à l'autre, la recombinaison d'un virus pouvant aggraver sa virulence et générer une dangereuse épidémie.

Pendant les cinquante ans qui ont suivi la Seconde Guerre mondiale, la médecine a vécu dans le mythe qu'elle allait inventer, tôt ou tard, un médicament pour chaque maladie.

Pour vivre le plus longtemps sans maladies, il suffisait d'attendre que des chercheurs découvrent les médicaments efficaces. Soigner son alimentation, son hygiène et son mode de vie était considéré comme dépassé.

La stratégie a fonctionné au début : la médecine a inventé des vaccins et des antibiotiques contre la plupart des maladies infectieuses, qui ont paru efficaces parce que ces maladies ont fortement régressé.

La médecine traditionnelle, dans les années 70, a pensé qu'elle pourrait développer les vaccins ou des médicaments qui permettraient aussi de guérir le cancer, les maladies cardiaques, l'arthrose, le diabète, l'obésité, la maladie d'Alzheimer et de Parkinson, la sclérose en plaques, les dépressions, les allergies…

Ceci était, comme on peut le constater aujourd'hui, très optimiste, car ces maladies ont progressé, énormément pour la plupart.[35]

De plus, de nombreux médicaments (75%) ont un rapport bénéfice/risque nul ou négatif (livre Even/Debré) (voir référence 5). Il existe aussi une surmédicalisation très forte, avec une overdose de prescriptions néfaste pour la santé individuelle et la santé publique[36]. L'association Formindep[37] a été créée en 2004 par des médecins dans le but d'apporter une formation et une information médicales indépendantes de tout autre intérêt que celui de la santé des personnes, ce qui devient clairement une nécessite aujourd'hui. Le réseau Princeps[38], lancé en 2005 par des médecins, est consacré à la promotion de la santé des personnes et à la santé publique, au regard du seul intérêt des personnes et de la collectivité, sans qu'interfèrent des considérations marchandes, l'objectif étant de promouvoir les médicaments les plus utiles et de contribuer à faire reculer les produits inutiles, dangereux et coûteux.

---

[35] http://www.santenatureinnovation.com/
[36] Le Monde, 17/09/2014
[37] http://www.formindep.org/
[38] http://surmedicalisation.fr/?page_id=90

Les sociétés pharmaceutiques essaient des fois de faire autoriser par les autorités sanitaires des indications de plus en plus larges pour leurs médicaments, ou alors de réintroduire des molécules similaires, sous de nouveaux noms, afin de renouveler la validité des brevets pour échapper à la concurrence des génériques.

Les AMM (Autorisation de Mise sur le Marché) sont évaluées par l'ANSM (Agence Nationale de Sécurité du Médicament) qui n'a souvent ni le temps ni les moyens de lire et d'analyser les dossiers de demandes que les entreprises lui font parvenir. Des dossiers, jusqu'à des dizaines de volumes de centaines de pages chacun, sont évalués très rapidement, certains en moins d'une minute !! (voir référence 34).

Les hauts cadres de l'industrie pharmaceutique font parfois passer les intérêts de leur groupe avant ceux de la santé des patients, induisant une amnésié sélective du médicament. Les effets secondaires imprévus, les essais cliniques biaisés et les scandales sanitaires n'ont pas le même statut que la réussite. Un problème majeur est lié au fait que les essais cliniques, devant prouver l'efficacité des médicaments, sont établis par ceux qui produisent ces médicaments, malgré les scandales à répétition depuis des décennies... Dans ces conditions, le rapport bénéfice/risque d'un médicament continuera à échapper au contrôle des médecins et des malades (voir référence 34).

Il y a par ailleurs aujourd'hui 16000 visiteurs médicaux, salariés des entreprises pharmaceutiques, qui passent leur temps à rencontrer les médecins pour leur faire adopter les médicaments pour lesquels leur employeur ont réussi à obtenir l'AMM. Ceci représente plus de 20 millions de discussion avec les médecins par an, avec certainement un grand impact sur les prescriptions des médecins... (voir référence 34).

Autre exemple, le DSM (Manuel diagnostique et statistique des troubles mentaux), établi aux USA et bible des psychiatres mondiaux, utilisé également pour l'enseignement dans les facultés de médecine et de psychologie, et pour les remboursements par les assurances dans certains pays : de très nombreux appels au boycott ont été faits (incluant le National Institute of Mental Health Américain) pour le DSM-5 publié en 2013, dénonçant un ouvrage dangereux qui fabrique des maladies mentales sans fondement scientifique et pousse le monde entier à la consommation de psychotropes et une médicalisation de l'existence, avec une mainmise de certaines industries pharmaceutiques sur les experts qui participent à l'élaboration du DSM. Ils dénoncent aussi le processus qui a été secret et incapable de s'auto-corriger ou d'incorporer des réponses provenant de l'extérieur, par exemple les experts ont rejeté l'appel d'une cinquantaine d'associations de santé mentale qui proposaient un examen scientifique indépendant...

De nombreuses personnes vont se voir prescrire des tests inutiles et couteux et des médicaments dont l'efficacité n'est pas validée et dont les effets à terme sont inconnus et peuvent être dangereux, voire très dangereux dans certains cas. Ceci est vrai pour les molécules de base des médicaments, mais que dire en plus des excipients des médicaments qui sont parfois également nocifs, tels que des toxiques chimiques (mercure, aluminium, dioxyde de titane...) ou des nutriments pour lesquels beaucoup de personnes sont intolérantes (lactose, sucre, amidon de blé et de maïs...) induisant de nombreux problèmes de santé.

Il faut que les patients deviennent des consommateurs informés en se renseignant et posant des questions (comme tous les autres consommateurs d'ailleurs !).[39]

---

[39] Le Monde, 15/05/2013

Avec les économies que l'on pourrait faire en ne remboursant par exemple que les 25% de médicaments utiles, dont le rapport bénéfice risque est positif (voir référence 5) on pourrait financer des recherches pour mettre au point de nouveaux médicaments très utiles pour trouver des solutions à des problèmes de santé majeurs que l'on ne traite que très mal ou pas du tout aujourd'hui, en particulier les maladies chroniques et dégénératives qui explosent de par le monde.

La question qui se pose aujourd'hui est la suivante : doit-on confier la santé humaine aux connaissances scientifiques et médicales, ou bien laisser une place dominante aux tendances commerciales, ce qui est malheureusement beaucoup trop le cas de nos jours ? Je vous laisse répondre à cette question…

Le mieux aujourd'hui est d'essayer d'abord de garder les personnes en bonne santé en essayant de ne pas être contaminé par les toxiques environnementaux, d'apporter à l'organisme les quantités adaptées de nutriments dont il a besoin par l'alimentation pour fonctionner de manière optimale, et si ce n'est pas suffisant en raison de la grande quantité de polluants, se faire détoxiquer par des méthodes qui ont fait leurs preuves en médecine environnementale.

## 4) Prévenir/se détoxiquer

La médecine environnementale doit être développée de façon urgente et devenir prépondérante par rapport à la médecine du XXe siècle, les maladies chroniques devenant largement dominantes par rapport aux maladies infectieuses. La médecine nutritionnelle, basée sur la bonne alimentation avec éventuellement des compléments alimentaires de bonne qualité, est également une base fondamentale pour la santé publique des prochaines décennies. Il faut préférer la prévention au curatif, prendre en compte l'impact des substances toxiques mêmes aux très faibles doses ainsi que l'effet cocktail de la contamination généralisée de l'environnement, mettre l'accent sur les études de toxicologie et de nutrition ainsi que la compréhension de tous les mécanismes biologiques impactés par les contaminants chimiques et l'alimentation dégradée, qui affectent grandement la santé des humains. Il faut que les chercheurs oeuvrent dans cette voie, que les industriels évitent le plus possible les matériaux et « aliments » les plus toxiques, jusqu'à arriver à terme à une toxicité quasi-nulle, que l'industrie pharmaceutique développe de nouveaux traitements qui soignent les causes et non pas seulement les symptômes de ces maladies chroniques, que les politiques prennent leurs responsabilité en informant plus la population et en promulguant la régulation et toutes les lois qui s'imposent pour le devenir de l'humanité.

Il faut aider le corps à se détoxiquer. Il y a une détoxication naturelle, plus ou moins importante en fonction des personnes et de leur patrimoine génétique, mais qu'on peut dans tous les cas amplifier en faisant de la prévention et supprimant le maximum de toxiques et de mauvais nutriments dans l'alimentation, les cosmétiques, les traitements ... en prenant aussi des compléments alimentaires de bonne qualité qui aident à la détoxication, en buvant une eau la plus pure possible et en faisant du sport.

### a) Alimentation

De manière générale, pour être en bonne santé il faut éviter les excès de sucre, de sel, les graisses transformées et hydrogénées, consommer suffisamment de fruits et légumes, des viandes et poissons, des œufs, et faire au moins un peu de sport. Cependant ceci n'est applicable que si ce que l'on mange, incluant les fruits et légumes, sont de bonne qualité, en particulier qui ne sont pas contaminés par les pesticides, utilisés en quantité démesuré dans l'agriculture productiviste non-bio, de même que les céréales complètes ne peuvent être éventuellement favorables à la santé que si elles sont produites en agriculture biologique. Il en est de même que le poisson qui est a priori au moins aussi bon voire meilleur pour la santé que la viande, ce qui n'est plus vrai aujourd'hui pour les gros poissons en bout de chaîne alimentaire (thon, espadon, requin…) en raison de leur forte contamination par les produits chimiques ingurgités dans l'eau.

L'agriculture biologique est la solution car elle n'utilise pas de pesticides de synthèse ni d'ailleurs d'OGM ou d'irradiations. Les produits bio sont donc très peu contaminés (entre 1 et 5% suivant les produits, en moyenne au moins 10 fois moins que les produits non-bio, certaines études montrant jusqu'à plus de 200 fois moins de pesticides dans les produits bio[40]), et ont plus d'éléments nutritifs essentiels, tels que le magnésium, le fer, les acides gras polyinsaturés, les polyphénols… De plus, la FAO (« Food and Agriculture Organisation » des Nations-Unis) a

---

[40] 60 Millions de Consommateurs, septembre 2013

récemment fait un rapport qui montre que cette agriculture saine peut nourrir toute la population mondiale. Le choix devrait donc être évident.

Tout le monde devrait avoir droit à une eau, une alimentation, un air qui ne nuisent pas à la santé mais au contraire la favorise. Ceci est possible avec les connaissances et les modes de production connus actuellement, à condition de faire les bons choix durables pour la planète et les êtres vivants qui s'y trouvent…

Il faut bien entretenir également le foie et l'intestin (qualifier de « 2e cerveau » étant donné son importance dans la santé humaine), qui sont « les centres antipoison ».

Il est bien de manger des légumes « de couleurs » contenant de la chlorophylle qui se combine avec les polluants (chélation) pour les éliminer. De manière générale, les végétaux en raison de leurs fibres emprisonnent les polluants et accélèrent le transit intestinal. Les végétaux riches en fibres et colorés (par exemple haricots verts, à condition de les faire cuire car crus ils sont toxiques, et choux) sont donc d'excellents aliments « détox ».

Les probiotiques (se trouvant notamment dans les aliments fermentés), agissant sur la « bonne » flore bactérienne intestinale permettent aux intestins de bien fonctionner en consolidant les défenses de l'organisme, et pourraient aussi agir comme des chélateurs pouvant en partie éliminer des métaux lourds toxiques (cadmium, plomb, arsenic…).

Les relations fortes entre intestin et cerveau, mais impactant aussi les autres parties du corps, ont été mises en évidence [41]. Une adaptation alimentaire appropriée, supprimant les aliments pouvant induire ou aggraver un déséquilibre de la flore intestinale (rapport entre les bonnes et les mauvaises bactéries de l'intestin), une porosité de l'intestin et la production de toxines (incluant des neurotoxines), est de rigueur pour réduire ou supprimer de nombreux problèmes de santé, notamment psychiatriques ou également relatifs aux maladies auto-immunes. Il s'agit surtout (i) des sucres complexes qui nourrissent les mauvaises bactéries : sucre de table (saccharose, provenant essentiellement de la canne à sucre et de la betterave à sucre), maltose (provenant de la digestion de l'amidon qui se trouve dans toutes les céréales : blé, maïs, riz…, ainsi que dans certains féculents, pommes de terre en particulier), lactose (contenu dans tous les laits de vache, chèvre et brebis), et (ii) des protéines complexes, qui sont très difficiles à digérer, provenant de

---

[41] Le Syndrome entéropsychologique, Dr Natasha Campbell-McBride, Ed. Nutrition Holistique, 2011

certaines céréales en particulier le blé (gluten) et des laitages (caséine). Ce régime soigne la muqueuse intestinale et rétablit en deux ans en moyenne, l'équilibre de la flore intestinale, induisant une digestion normale, aidée aussi par les enzymes digestives de la paroi intestinale, et une absorption correcte de la nourriture. Il permet aussi à l'intestin de ne plus produire en masse des toxines et de produire au contraire les nutriments nécessaires au fonctionnement du corps et du cerveau (vitamines, minéraux, acides gras essentiels, acides aminés…), ainsi que de former un terreau protecteur contre les ennemis potentiels que sont les aliments mal digérés, les toxines, les parasites et les substances chimiques venant de l'extérieur. Les bonnes bactéries produisent aussi des substances antibiotiques, antifongiques et antivirales, permettant de lutter efficacement contre les microbes, champignons et virus. Elles fournissent la nourriture au corps, jusqu'à 70% de l'énergie pour les cellules du tube digestif et 80% des défenses immunitaire des personnes.

A noter que les vitamines et autres substances nutritives ont une durée de vie très limitée dans l'organisme (de l'ordre d'une ou quelques heures) ce qui fait que même si on ingère une fois par jour ces substances ce ne sera pas suffisant pour pallier toutes les carences dans la journée, même si la flore intestinale peut les absorber, ce qui n'est pas le cas lorsqu'elle est trop endommagée. Il est donc nécessaire de rétablir la flore intestinale (bonnes bactéries) qui permet de supprimer les carences alimentaires, mais aussi de renforcer les systèmes enzymatiques, immunitaires et hormonaux. Quand ces systèmes sont perturbés, des anticorps peuvent être produits de façon anarchique et s'attaquer aux tissus de l'organisme, y compris le cerveau et l'ensemble du système nerveux, et donc provoquer des maladies auto-immunes.

L'allaitement maternel permet aussi aux bébés de faire le plein de bonnes bactéries car ils naissent avec un intestin stérile. Cependant, le fœtus absorbe aussi la plupart des toxines auxquelles la mère est exposée, ce qui fait que le bébé peut déjà naitre avec une charge toxique importante pouvant induire de nombreux problèmes de santé dès la naissance. Les mamans devraient donc être très vigilantes sur ce qu'elles prennent (nourriture, cosmétiques, médicaments, alcool, cigarette...) quand elles attendent un bébé.

Les viandes, abats, les poissons (plutôt petits), crustacés et les œufs (qui sont les meilleures protéines et les plus digestes et contiennent énormément de bons nutriments), les légumes et les fruits bien mûrs (car ils ne contiennent plus de saccharose et contiennent très peu d'amidon), les graines et oléagineux, les épices et herbes aromatiques, les champignons, ainsi que les cafés et thés frais, sont en général (sauf allergie spécifique) bons pour la qualité de l'intestin et pour la santé (éviter aussi tous les mauvais additifs des plats préparés en conserves). Ces produits peuvent être consommés frais ou surgelés (sans additifs). Le miel est également un très bon produit pour sucrer. Les produits laitiers fermentés (yaourts fermentés pendant au moins 24h, crème ou crème aigre, fromages à pâte dure affinés au moins 3 mois) dans de bonnes conditions (assez longtemps et sans pasteurisation qui tue les probiotiques, enzymes et vitamines) ne contiennent pas de lactose car les bactéries vivantes participant à la fermentation l'ont absorbé et ont également prédigéré la caséine du lait, ils sont donc bons pour la santé. Le beurre est également bon car il est fait à partir de la graisse/crème du lait qui ne contient pratiquement pas de lactose ni caséine.

A noter que la fermentation, qui permet de rendre plus digeste, conserver et améliorer le goût de la nourriture, remonte à l'antiquité.

On peut remplacer tous les aliments qui peuvent induire de nombreux problèmes de santé pour beaucoup de personnes par d'autres qui sont généralement très bien tolérés pour faire toutes les recettes délicieuses que l'on souhaite, par exemple :

-miel, ou xylitol (sucre de l'écorce de bouleau, qui a un goût assez neutre), ou stevia (plante) à la place du sucre

-farines d'amande et/ou de noix de coco à la place des farines de céréales (blé…) pour le pain, les pizzas et/ou les gâteaux, biscuits…

-farine de lentilles (par exemple lentilles corail) à la place des farines de céréales pour les pâtes

-lait de coco à la place du lait de vache.

Les graisses animales (incluant le beurre), l'huile de noix de coco et l'huile de palme (non hydrogénées et non traitées), qui contiennent des acides gras saturés et/ou mono-insaturés, ont des structures chimiques qui ne se modifient pas à la cuisson, à la différence de beaucoup d'autres huiles végétales qui se changent après cuisson en acides gras trans nocifs, qu'il vaut donc mieux consommer crus, notamment l'huile d'olive crue qui est très bonne pour la santé.

Il est mieux de prendre aussi du sel naturel (non raffiné et non traité) qui contient tous les minéraux et oligo-éléments bon pour la santé à la différence des sels plus traditionnels raffinés et traités qui peuvent induire de nombreux problèmes de santé.

L'amidon frit ou cuit, par exemple dans les chips, frites ou pain donne des acrylamides qui sont neurotoxiques, cancérigènes et reprotoxiques (voir référence 41).

Seuls les jus de fruits fraîchement pressés sont bons car ils contiennent toutes les vertus nutritives et ils ne contiennent pas de sucre de fruits transformé par pasteurisation et de moisissures et champignons. Les jus de fruits et légumes frais sont aussi de très bons nutriments détox pour éliminer les produits chimiques toxiques ingérés provenant de l'extérieur.

Les produits chimiques perturbent aussi le système digestif des personnes qui ont un problème de flore intestinale.

On peut aussi prendre des compléments alimentaires de bonne qualité (acides aminés, enzymes digestives, probiotiques, acides gras essentiels, vitamines, oligo-éléments…), au moins pendant quelques temps au début de l'adaptation alimentaire.

Malheureusement, le domaine de la nutrition est souvent négligé dans la formation médicale de la plupart des pays, alors que la connaissance à ce sujet a grandement évolué ces dernières années et qu'il est clair que c'est aujourd'hui une des pierres angulaires, avec la toxicologie, sur laquelle repose le succès du traitement des maladies chroniques (autisme, schizophrénie, trouble bipolaire, dépression, dyspraxie, dyslexie, hyperactivité, crises d'épilepsie, asthme, eczéma, allergies, maladies auto-immunes, intolérances alimentaires…). Notons par ailleurs que les otites et otites séreuses sont également très courantes chez les jeunes enfants ayant une mauvaise flore intestinale. L'adaptation de l'alimentation ainsi que la prise de probiotiques (suffisamment dosés) permettent là également d'éliminer la florc pathogènc ct rétablir une flore saine dans la bouche, le nez et la gorge, qui sont en lien avec l'oreille interne, qui protège des infections.

Il faut chercher des médecins et thérapeutes formés dans ce domaine qui peuvent adapter la nutrition au problème des patients, et, heureusement, on peut en trouver dans beaucoup de pays (voir référence 41).

La médecine nutritionnelle, bien que très peu pratiquée dans le monde, devrait être aujourd'hui considérée comme une médecine fondamentale[42]. L'ampleur du problème lié aux maladies non-transmissibles, incluant les troubles mentaux, qui s'aggrave continuellement, peut aussi être représenté par le chiffre suivant : le coût pour l'économie mondiale entre 2014 et 2020 est estimé à 47 000 milliards de dollars si aucune action de grande ampleur et efficace n'est menée à bien. Il est clair que les catastrophes humaine et économique ne sont pas durables à ce rythme... Une Société Internationale[43] s'est développée pour promouvoir la médecine nutritionnelle qui donne d'excellents résultats notamment en psychiatrie.

Quelques autres recommandations sont mentionnées ci-dessous.

Les aliments riches en oméga 3 (certaines huiles, fruits secs, petits poissons, ...) favorisent une meilleure protection cardio-vasculaire et sont bons pour le cerveau et la vue.

D'autres bons chélateurs naturels sont la coriandre et l'ail des ours.

Plusieurs vitamines du groupe B sont aussi des détoxifiants (notamment la B12).

---

[42] Dr. J. Sarris et al, « Nutritional medecine as mainstream in psychiatry », The Lancet Psychiatry, volume 2, N°3, p. 271, March 2015
[43] ISNPR « International Society for Nutritional Psychiatry Research », http://www.isnpr.org/

Une eau de bonne qualité (avec le moins de polluants possible) participe aussi à la détoxication. Le mieux est l'eau minérale ou de source dans des bouteilles en verre et/ou l'eau du robinet filtrée, en particulier avec des filtres à charbon actif, avec des filtres installés directement sur le robinet. Sinon, il faut choisir les plastiques (eau en bouteille...) avec un chiffre dans le triangle de recyclage 2, 4 ou 5, éviter les chiffres (1 = PET), 3, 6 ou 7 (présence possible de perturbateurs endocriniens, phtalates et bisphénol A).

Il faut aussi :

Eviter les surfaces antiadhésives (poêles, ...) à cause des revêtements contenant des perturbateurs endocriniens. Prendre par exemple des ustensiles en inox, céramique ou fonte émaillée.

Eviter de consommer trop de matières grasses animales de mauvaise qualité (contiennent des dioxines et PCB).

Eviter les additifs alimentaires mentionnés au paragraphe 2-e.

## b) Compléments alimentaires

Manger équilibré avec le minimum de toxiques rajoutés à l'alimentation (pesticides, additifs...), est la base de la santé. Cependant, des compléments alimentaires de bonne qualité (ce qui est loin d'être le cas de tous) peuvent parfois être très utiles pour ne pas être en déficit de certains nutriments très importants pour la santé. L'étude SUVIMAX a montré qu'une simple complémentation en vitamines et sels minéraux suffisait à faire baisser l'incidence de cancers d'environ 30 %, en particulier chez les hommes.[44]

Les compléments alimentaires bons pour la santé, en quantité donné par les « apports journaliers recommandés », sont en particulier : vitamines, minéraux, probiotiques, acides aminées, acides gras essentiels notamment oméga 3.

Il est en effet difficile d'atteindre les taux optimaux de plusieurs nutriments essentiels, dont par exemple la vitamine D, la vitamine C, certaines vitamines du groupe B, notamment B1 et B6, la vitamine E, le zinc, le magnésium, les oméga 3. Cela tient notamment aux besoins très élevés qu'entraîne le mode de vie moderne, à la pauvreté

---

[44] http://www.doctissimo.fr/html/nutrition/mag_2003/mag0627/dossier/nu_6880_suvimax_niv2.htm

nutritionnelle des aliments disponibles dans le commerce (en particulier non-bio), et à l'évolution des habitudes alimentaires.

Le résultat est qu'une proportion importante de la population, femme et homme, n'atteint pas le niveau de santé qui serait possible avec des taux optimaux, y compris parmi les personnes mangeant équilibré.

L'étude NutriNet[45] publiée en 2013 a révélé que plus de la moitié des femmes et des hommes non complémentés sont en déficit de magnésium.

Ces résultats inquiétants confirment ce qu'avaient déjà révélé de grandes études réalisées précédemment, notamment que plus de la moitié des personnes sont aussi en déficit de vitamine D et de zinc, et que beaucoup de personnes manquent également de vitamines B (B1, B6, …), de vitamine C, et de fer pour les femmes.

Ces déficits nutritionnels entraînent très largement dans la population un risque plus élevé de maladies, une plus faible résistance aux infections, un système immunitaire moins vigoureux, une moindre énergie, une moindre résistance au

---

[45] https://www.etude-nutrinet-sante.fr

stress, une moindre longévité, et par conséquent un moindre bien-être et des dépenses de santé augmentées.

Des multi-compléments de bonne qualité notamment bien dosés en vitamines et minéraux et des apports protéiques suffisants pourraient pourtant participer de façon cruciale à l'accroissement de la longévité en bonne santé, tout en réduisant les dépenses de santé.

Dans la mesure où la plupart des citoyens ne peuvent compter que sur peu de professionnel de santé pour les conseiller précisément et durablement, c'est à chacun de se prendre en main et de s'informer par les bonnes filières pour améliorer sa situation.

Faire attention aussi aux charlatans qui veulent gagner de l'argent sur le dos des malades en leur vendant des produits ou méthodes inutiles, chères ou dangereuses pour se détoxiquer. Il faut passer par des circuits validés scientifiquement et honnêtement.

L'idéal pour le futur serait d'avoir une médecine environnementale et nutritive personnalisée pour chaque individu, qui prendrait en compte ses carences en nutriments, ses problèmes éventuels de santé, de manière à optimiser sa nourriture, ses compléments alimentaires, et éventuellement ses traitements.

### c) Habits :

Il faut bien laver les vêtements neufs avant la première utilisation, en raison des différents produits chimiques qui peuvent avoir été rajoutés pour leur conférer différentes propriétés (odeurs, taches…) et ne pas faire de nettoyage à sec dans les magasins utilisant du perchloréthylène.

### d) Sport

Une activité physique d'au moins 150mn par semaine, même modérée (marche…), permet d'améliorer la santé et réduire le risque de mortalité de 20 à 30% (maladie cardiaque, diabète, obésité, certains cancers…).

L'activité physique est aussi un bon moyen pour éliminer en partie les polluants d'origine environnementale. Les sportifs élimineraient par exemple 2 fois plus vite différents métaux toxiques.

### e) Effet de la température

Des études publiées récemment ont montré que la personne adulte possède de la graisse brune, pas seulement le nourrisson, qui, au lieu de stocker les lipides comme la graisse blanche brûle les calories, et augmentent les dépenses du corps en énergie. Ce tissu adipeux brun joue un rôle important dans le métabolisme et dans l'équilibre énergétique de l'organisme. Ces processus permettent notamment d'éliminer les sucres et les mauvaises graisses du corps, dites graisses blanches, favorisant ainsi la perte de poids et régulant mieux le taux de glycémie, ce qui est très important pour l'obésité et le diabète, et pourraient avoir de nombreux autres effets bénéfiques pour la santé. Des recherches toutes récentes ont montré qu'il est possible d'augmenter vos quantités de graisse brune tout simplement en portant des vêtements moins chaud et/ou en dormant dans une atmosphère plus fraîche (maximum 19°C).[46]

---

[46] Cell Metabolism, Paul Lee et al, Volume 19, Issue 2, pp.302–309, Février 2014

## f) Chélation

En attendant de prendre des mesures plus sérieuses et généralisées de prévention et d'interdiction en commençant par des substances les plus toxiques, se pose et se posera pendant encore longtemps, vu le niveau de contamination de l'environnement, le problème de la détoxication. La prévention individuelle, en faisant attention à son alimentation, son eau, ses cosmétiques, est la solution de base. Si ce n'est pas suffisant, notamment pour les personnes fortement contaminées, il y a d'autres solutions, telle que la chélation pour éliminer les métaux lourds du corps (mais il faut que ce soit fait par des médecins spécialistes en médecine environnementale – voir l'Organisation « International Board of Clinical Metal Toxicology »[47], et il faut faire des analyses avant de commencer une chélation pour évaluer le bon fonctionnement de l'organisme), non reconnue ni remboursée dans beaucoup de pays, telle que la France, mais reconnue et remboursée par d'autres, telle que la Suisse. Il faudrait cependant aussi investir de gros moyens en recherche, nécessaire pour l'humanité, pour trouver des

---

[47] http://www.ibcmt.com/

solutions pour l'ensemble des toxiques, notamment pour les perturbateurs endocriniens contaminant durablement le corps. Il faut développer grandement la médecine environnementale, presque inexistante dans beaucoup de pays, mais quand-même un peu plus développée depuis une vingtaine d'années dans quelques pays tels que l'Allemagne, bien former les médecins en toxicologie et nutrition, et informer les populations sur les problèmes, la prévention, et les possibles solutions.

**g) Autres préventions importantes :**

Il faut éviter au maximum :

- les perturbateurs endocriniens dans les cosmétiques (voir paragraphe 2-c)

- la trop grande proximité des champs électromagnétiques, en particulier avec la tête (voir paragraphe 2-e), il faut savoir par exemple qu'à 20 cm du téléphone, seulement environ 20% de la puissance d'émission est reçue, ce qui limite grandement l'effet des champs, par exemple quand on a le téléphone dans la main, ce qui est une bonne solution pour limiter les risques avec le kit piéton ou en mettant le haut-parleur

- choisir des produits de nettoyage et peinture avec des écolabels.

## 5) Construire le futur : Convergence

### a) Supprimer/interdire les principaux polluants les plus dangereux/à fort impact, puis les autres progressivement

Il faut mettre l'accent sur la prévention en supprimant les causes. Il est intéressant de noter que le pays qui dépense le plus en matière de santé, les Etats-Unis (plus de 17% du PIB) ont un taux de mortalité infantile de 0,6% et une espérance de vie à la naissance de moins de 79 ans (qui baisse actuellement), alors que ces chiffres sont respectivement de 11,6% pour le PIB, 0,36% pour la mortalité et de 81 ans en France, et au Japon de 9,5% (PIB), 0,23% (mortalité) et 83 ans (espérance de vie).

Ceci peut être lié au fait que le taux de maladies chroniques est plus élevé aux USA qu'au Japon et en France. Notons aussi que la France et le Japon ont un système de santé socialisé, alors qu'il est privatisé aux USA ce qui n'est manifestement pas un gage d'efficacité.

Il faudrait supprimer très rapidement en premier beaucoup de toxiques très dangereux pour la santé, les plus en contact avec le corps et non utiles, pour lesquels des solutions existent ou sont faciles et rapides à mettre en oeuvre, tels que les amalgames dentaires au mercure et à l'étain, les vaccins à l'aluminium et au mercure, l'eau éclaircie à l'aluminium, les lampes fluorescentes au mercure, les perturbateurs endocriniens introduits dans les cosmétiques et les plastiques, et développer fortement l'agriculture biologique sans pesticides ni OGM. Ensuite, il faudrait les interdire progressivement dans les autres utilisations en supprimant petit à petit les applications les plus dangereuses pour l'humanité, jusqu'à une interdiction totale pour les produits reconnus scientifiquement comme ayant des impacts graves sur la santé.

En attendant, il faut prendre beaucoup de précautions et informer le plus de personnes possibles afin qu'elles fassent des choix non toxiques et que ces fabrications toxiques puissent disparaître d'elles-mêmes faute de combattants !

Jusqu'à récemment, les règlements relatifs à l'impact des substances chimiques sur la santé et l'environnement étaient presque inexistants. Ce n'est qu'en 2007 que le règlement REACH a été mis en place par l'Union Européenne, qui a aussi créé une Agence Européenne des produits chimiques, l'ECHA, pour améliorer la protection de la santé humaine et de l'environnement, à la charge du fabricant, qui doit démontrer l'innocuité des produits mis sur le marché. Cette règlementation est la plus avancée au monde. Cependant il faut noter qu'il y a plus de 140 000 substances déclarées, et que seulement environ 3000 ont été évalués partiellement aujourd'hui. Le chemin à parcourir est donc encore énorme…

La convention de Rotterdam permet à un pays de décider quels sont les produits chimiques qu'il veut accepter ou refuser, mais cela ne concerne aujourd'hui qu'une extrême minorité de produits (une vingtaine). Il y a donc une inertie énorme pour de multiples raisons dont on a parlé, alors qu'il faudrait avancer très vite pour arrêter « l'hécatombe. »

Nous avons mis l'accent ces dernières années sur certains problèmes liés aux activités humaines, tel que le réchauffement climatique. C'est un réel problème, en particulier à long terme, mais vu le traitement fait internationalement à ce phénomène, on dirait que c'est le seul problème à résoudre pour l'humanité, alors que des problèmes beaucoup plus urgents et ayant beaucoup plus d'impact à court terme, liés à la quantité phénoménale de produits toxiques introduits dans l'environnement ainsi qu'à la forte dégradation de la nourriture, sont en train de nous exploser à la figure, avec une influence sur le comportement le plus intime des humains suite aux innombrables contaminations chimiques de leur cerveau…

Par ailleurs, il y a une corrélation entre l'utilisation de pesticides et engrais et la capacité des sols à séquestrer le carbone. Il a été montré qu'une augmentation de la quantité de matière organique stockée dans les sols agricoles (de 0,4%) permettrait de compenser l'ensemble des émissions de gaz à effet de serre de la planète. En effet, un sol sain et vivant, non pollué, est capable de digérer de grandes quantités de matière organique, ce qui diminue d'autant la quantité de carbone qui finit dans l'atmosphère sous forme de gaz carbonique ($CO_2$). Les bactéries du sol, les champignons, vers de terre transforment la matière organique en nutriments, ce qui permet également d'entretenir la fertilité des terrains agricoles. Une agriculture biologique permet donc non seulement d'être bonne pour la santé mais également de combattre le réchauffement climatique ![48]

Poser-vous aussi cette question : doit-on continue à utiliser un matériau fortement toxique par exemple pour réaliser un

---

[48] Le monde, 12 mai 2015

objet technologique parfois voire souvent futile qui n'est pas réellement utile à l'amélioration des conditions de vie ?

Par le passé, avant toute autre chose, c'est l'amélioration de l'hygiène, de l'alimentation et de l'habitat qui a permis à nos sociétés de sortir des grandes épidémies. Ceci est passé par l'éducation et la prospérité économique, il faut donc arrêter la dégradation dramatique de notre hygiène (chimique), de nos alimentation, eau, air, sol, sinon comme on commence à le voir dans des pays pourtant les plus développés de la planète, nous retomberons dans des catastrophes sanitaires liées à l'augmentation exponentielle des maladies chroniques et dégénératives.

**b)     Connaissances     fiables/Principes     de précaution/Agences de contrôle**

Différentes avancées européennes pour limiter les substances toxiques ont vu récemment le jour.
La Directive européenne RoHS (2002/95/CE) vise à limiter l'utilisation de six substances dangereuses. RoHS signifie « Restriction of the use of certain Hazardous Substances in electrical and electronic equipment », c'est-à-dire «

restriction de l'utilisation de certaines substances dangereuses dans les équipements électriques et électroniques », il s'agit des éléments toxiques suivants : le plomb, le mercure, le cadmium, le chrome hexavalent ou chrome VI, les polybromobiphényles (PBB) qui sont des produits chimiques qui ont la vertu de limiter l'inflammabilité des produits plastiques, les polybromodiphényléthers (PBDE) qui sont une suite de 209 produits chimiques bromés différents, dont certains sont ou ont été utilisés pour ignifuger les produits plastiques et les textiles.

Le règlement REACH (Registration, Evaluation, Authorization and restriction of CHemicals), mentionné précédemment, est un règlement du Parlement européen et du Conseil de l'Union européenne, adopté le 18 décembre 2006, qui modernise la législation européenne en matière de substances chimiques, et met en place un système intégré unique d'enregistrement, d'évaluation et d'autorisation des substances chimiques dans l'Union Européenne.
REACH vise toutes les substances chimiques, produites ou importées, existantes ou nouvelles, à partir d'un volume annuel supérieur à une tonne, soit 30 000 substances (parmi les plus de 100 000 utilisées en Europe).

Ce programme européen, bien qu'étant un pas en avant, est quand-même critiqué pour autoriser des substances pour lesquelles les dangers sont avérés : cancérigènes, mutagènes et toxiques pour la reproduction. Les écologistes en demandaient l'interdiction immédiate. Les industriels ont obtenu le droit de continuer à les utiliser s'ils démontrent qu'ils ne savent pas les remplacer, qu'ils gèrent le risque, et qu'ils étudient la conception de substituts. Pour Gérard Onesta, qui a suivi le dossier en tant que vice-président du Parlement européen, « d'un dossier environnemental et sanitaire, REACH est devenu un dossier industriel. On est clairement passé de la volonté de protéger la santé et le cadre de vie à la sauvegarde des intérêts des industriels ». Les industriels peuvent notamment évaluer eux-mêmes les risques des substances qu'ils commercialisent…

La science permet d'accumuler de nouvelles connaissances qui, si elles sont utilisées de manière positive et constructive et non truquées volontairement par des mercanti inconscients, doivent permettre d'améliorer le bien-être et la longévité des êtres vivants. On peut donc faire dans ce cas-là mieux que l'évolution naturelle. Cependant, dans les cas, beaucoup trop nombreux, où les connaissances ne sont pas prises en compte sérieusement, ou sont utilisés de manière négative ou sont « arrangées » ou truquées » pour des besoins commerciaux et vénaux, alors là on risque, et ça commence à arriver, de faire moins bien que la nature, et on voit effectivement aujourd'hui la durée de vie en bonne santé se réduire dans de nombreux pays comme neige sous un soleil tropical...

C'est toujours bien de faire avancer les connaissances, il faut ensuite les utiliser pour faire avancer le monde positivement et ne pas les cacher volontairement dans un but d'enrichissement au détriment de l'humanité, qui à terme ne bénéficiera plus à personne. On peut parler là de science utile, de bonne science qui fait avancer objectivement la société. Il y a par ailleurs parfois des pseudos-résultats scientifiques qui sont volontairement truqués pour servir commercialement à leurs auteurs au sens large dans une inconscience et une irresponsabilité sans limite, il s'agit là bien évidemment de mauvaise science. Certains lobbys commerciaux font des fois croire que des résultats scientifiques objectifs sont mauvais quand ça ne les arrange pas commercialement, ces procédés-là tuent la démocratie, la planète et les êtres vivants qui s'y sont développés pendant des centaines de millions d'années...

L'écrasante majorité des scientifiques sont certainement de bonne foi, ils essaient de faire avancer les connaissances et comprendre le monde qui nous entoure pour le bien des êtres qui y vivent. Il n'y a finalement qu'un nombre très limité d'experts, de leaders d'opinion qui ont une communication qui n'est pas en phase avec la réalité, et ils le savent pertinemment, car ils sont au service de quelques lobbies industriels et commerciaux, au détriment de la vérité, du développement de l'humanité et de la vie sur terre… Mais ce très petit pourcentage de scientifiques véreux ont souvent des positions et renommées importantes, pour lesquelles ils ont d'ailleurs été choisis par des vendeurs de « destruction massive », et peuvent donc avoir dans certains cas de grands impacts négatifs sur les choix publics.

De même, une très grande majorité de médecins pensent qu'en prescrivant un médicament il sera nécessairement utile à la santé car c'est ce qu'on leur a enseigné. Ils ne savent généralement pas que certains médicaments peuvent avoir des rapports bénéfices/risques négatifs, voire être potentiellement très dangereux, et qu'il y a d'autres moyens de soigner et de prévenir beaucoup de maladies car ils n'ont pratiquement pas de formation en toxicologie ni en médecine environnementale ou nutritive.

On pourrait aussi rajouter que de très nombreux industriels n'utiliseraient pas certains matériaux ou procédés toxiques s'ils savaient l'impact dramatique sur la santé, incluant celle de leurs propres enfants, de même pour la plupart des ingénieurs qui orienteraient leur recherche et développement vers des produits respectueux de la vie sur terre.

Les politiques enfin doivent être souvent de bonne foi, ne pensant pas que les lois et régulations qu'ils promulguent, après avis des agences de contrôles et sécurité et sous la pression de certains grands lobbies, peuvent faire sombrer, progressivement et de manière qui deviendra un jour irréversible, un nombre croissant exponentiellement d'êtres vivants vers des maladies chroniques et dégénératives dont ils ne sortiront souvent plus et qui les emportera de plus en plus jeunes... Une information fiable basée sur la connaissance devient donc une grande nécessité pour tous.

L'origine de ces dysfonctionnements des agences de contrôle et régulation, des décisions publiques et autorisations de mise sur le marché qui ne devraient jamais avoir lieu, doit certainement provenir d'un très petit nombre de personnes véreuses et corrompues qui, pour des intérêts financiers, empêchent aujourd'hui notre civilisation de progresser dans le bon sens, le seul durable pour les siècles et millénaires à venir…

Quels sont les freins qui font que la lutte contre la pandémie des maladies chroniques, mettant en danger les générations actuelles et futures, n'est pas prise en compte sérieusement et menée avec les moyens nécessaires… ?

Des auteurs ont montré comment est mise en œuvre la fabrication sociale de l'ignorance : développer une stratégie pour éliminer les preuves, discréditer les études scientifiques qui dérangent certains intérêts industriels et financiers, acheter des experts influents pour nier les problèmes, biaiser le travail scientifique, mettre au placard les lanceurs d'alerte intègres, défendre des standards d'évaluation des risques que l'on sait insuffisants. Cette stratégie de 'fabrication intentionnelle' d'ignorance sur les risques sanitaires impactant dramatiquement les populations, a par exemple était menée à bien dans les industries du tabac et de l'amiante ainsi que certaines industries chimiques.

Dès qu'un doute significatif existe sur la nocivité d'un produit, il doit bénéficier aux consommateurs en appliquant le principe de précaution, qui est par exemple intégré dans la Constitution française. Mais, aujourd'hui le principe de précaution n'est que très rarement appliqué...

Les instances de contrôle ont aussi parfois une lecture de l'évaluation plus favorable aux industriels[49] ou n'ont souvent pas le temps ni les moyens d'évaluer sérieusement les dossiers qui leur sont soumis.

Que fait-on du principe de précaution ?

L'inaction en matière de régulation pour la santé publique a un coût, humain d'abord et financier ensuite, considérable !

Il faut développer la toxicologie et former beaucoup de médecins dans ce domaine, cette science se doit de protéger les êtres vivants, un financement public accru pour la recherche publique dans ce domaine et des informations objectives se basant sur les connaissances scientifiques actuelles devraient être une priorité.

On sait notamment aujourd'hui que ce n'est plus nécessairement la dose qui fait le poison mais le moment de l'exposition (jeune enfance, période embryonnaire, ...), le degré de vulnérabilité (maladie, prise de médicaments...),

---

[49] 60 millions de consommateurs, septembre 2013

l'effet cocktail, sans oublier que certains matériaux tels que des métaux lourds ou perturbateurs endocriniens ne peuvent avoir qu'un effet négatif sur la santé même à très faible dose.

Il faut aujourd'hui avoir une hygiène chimique individuelle, connaître et éviter au maximum les produits chimiques dangereux pour la santé, en attendant qu'ils soient interdits à la commercialisation d'une part, et d'autre part qu'ils ne se retrouvent plus dans l'environnement après avoir été « nettoyés » par le temps…

A l'époque de Pasteur, l'hygiène était pour ainsi dire simple, il suffisait de se laver les mains et d'avoir des intérieurs plus propres pour limiter l'impact des micro-organismes. Aujourd'hui c'est beaucoup plus compliqué, il faut réduire au minimum son exposition à de multitudes de produits chimiques très dangereux pour la santé, en ayant des informations objectives, afin d'allonger sa durée de vie en bonne santé, qui diminue aujourd'hui substantiellement dans de nombreux pays…

Il y a aujourd'hui une défiance généralisée face aux autorités économiques, institutionnelles et politiques. Il y a aussi une faillite des systèmes et agences d'évaluation des risques. Tout cela met les démocraties et l'humanité en danger, et nécessite une prise de conscience généralisée à tous les niveaux de la société.

Par exemple, les Français pensent que deux tiers de politiques sont corrompus, 90% estiment qu'ils ne s'occupent pas de leurs problèmes, 8% seulement font confiance aux partis politiques... ne faudrait-il pas changer un peu la façon dont on fait de la politique et dont on s'occupe du bien-être des citoyens de ce monde... ?[50] Car cette tendance est certainement très largement répandue sur la planète.

Les agences de contrôle et régulation, on l'a bien vu, qu'elles soient financières, de sécurité sanitaire ou de santé, fonctionnement internationalement beaucoup trop souvent avec des conflits d'intérêts majeurs. Quelques exemples célèbres, qui ne sont pas les exceptions qui confirment la règle mais se trouvent plutôt au sommet de l'iceberg, l'ont largement démontrés, la récente crise financière internationale, l'amiante, ou encore des médicaments tels que le médiator qui a tué de nombreuses personnes.

---

[50] Le Monde 14 et 23/03/2014

En Janvier 2013, l'Agence Européenne de l'Environnement publie un rapport intitulé « Signaux précoces et leçons tardives : science, précaution, innovation », pointant sur 700 pages les failles béantes du système de régulation sanitaire et environnementale en vigueur en Europe comme ailleurs...

De l'amiante (qu'on a mis 1 siècle à interdire dans certains pays après les premiers signaux de dangerosité), à l'essence plombée (alors qu'on connaissait les effets neurotoxiques du plomb depuis l'époque romaine), en passant par les insecticides systémiques (Gaucho, Cruiser...), le DDT, l'éthinylestradiol (hormone de synthèse utilisée dans les contraceptifs oraux), les nanomatériaux, les ondes électromagnétiques, le nucléaire, le perchloroéthylène des canalisations, le chlorurc dc vinyle... une multitude d'exemples existent induisant des problèmes de santé majeurs. Elle mentionne que ces failles sont renforcées par les actions politiques de court terme et une adulation de la richesse qui crée de la division sociale.

Force est de constater que plus on parle du principe de précaution moins on l'applique, avec des lanceurs d'alertes qui ne sont pas écoutés et des industriels qui influent trop sur les décideurs.

Le savoir disponible sur la dangerosité d'un produit est souvent ignoré ou nié pendant de nombreuses décennies, tels que l'amiante ou le mercure, voire de nombreux siècles, tel que le plomb.

Les responsables de ces catastrophes sanitaires sont rarement mis en cause ou condamnés.[51]

Le secrétaire général de l'ONU, Ban Ki-Moon, déclarait en 2011 à New-York « il existe une histoire honteuse et bien connue concernant certains acteurs de l'industrie qui ignorent la science, parfois même leur propre recherche. Ce faisant, ils placent la santé publique en situation de risque afin de protéger leurs propres profits. »

Certaines industries, telle que celle du tabac, ont conçu un modèle de contestation des faits scientifiques pour retarder le plus possible la prise de décision, c'est leur stratégie pour créer du doute, pour développer une controverse, au détriment de la santé publique.

Les Agences de sécurité sanitaire jouent un rôle clé. Certaines industries, notamment chimique et agroalimentaire ont développé une stratégie de lobbying et ont réussi à infiltrer les comités d'experts de la plupart des

---

[51] Le Monde, 24/01/2013

pays. Pour le bisphénol A et l'aspartame aujourd'hui, ou encore les OGM, comme par le passé pour l'amiante, c'est la stratégie du doute qui est utilisée. On attaque les lanceurs d'alerte, on conteste les résultats et les auteurs, que l'on met en cause personnellement sur leur rigueur scientifique, les autorités sanitaires attendant que les scientifiques se mettent d'accord entre eux, puis viennent des études souvent financés par des intérêts industriels mis en cause pour contredire les données objectives établies, ce qui va durer tant que la société civile et les médias ne fassent ressortir le scandale pour enfin, après beaucoup de dégâts sanitaires, que des mesures de régulation soient prises.

Par exemple pour le BPA, l'ANSES a effectué un grand revirement en abaissant une dose quotidienne admissible qui est maintenant 20 000 fois plus faible (!) que celle toujours préconisé par l'ensemble des agences des autres pays. On peut se tromper d'un facteur 2 ou 3, pourquoi pas, mais là c'est aberrant.

L'aspartame est aussi caractéristique des dysfonctionnements des agences de sécurité sanitaire, qui sont le siège de nombreux conflits d'intérêts. Malgré ses effets cancérigènes démontrés, il n'y a aucune mesure de restriction ou suppression. L'aspartame est maintenu dans l'alimentation humaine et même certains médicaments grâce à des études non publiées dans des journaux scientifiques reposant sur une fraude caractérisée, qui a établi une norme dangereuse pour la santé de centaines de millions, voire de milliards, de personnes qui en consomment.

C'est en agissant sur les produits que l'on met sur le marché, en commençant par enlever les plus toxiques dont les preuves scientifiques existent, et ils sont nombreux, et en faisant des contrôles et des traitements adéquats pour l'eau, l'air, la nourriture, qui sont pollués en raison de la contamination chimique généralisée de l'environnement, que l'on pourra améliorer substantiellement et durablement la santé des populations humaines et celle des animaux. C'est d'ailleurs ce que l'on a fait par le passé, pour d'autres types de contamination, en traitant l'eau, les déchets, l'insalubrité des logements, que l'on a supprimé les épidémies d'antan, telle que le choléra. Il ne faut pas oublier non plus l'éducation, qui doit être accessible à tous, l'information fiable et utile, l'élévation général du niveau de vie qui ont été et seront toujours nécessaire à la durabilité de la vie sur terre.

La catastrophe sanitaire due à la contamination généralisée par des toxiques chimiques est confirmée par d'innombrables articles scientifiques dans des revues les plus réputées ainsi que les nombreux rapports de grandes organisations internationales. Il n'y a plus de doute… Et nous n'avons pas de terre de rechange, il faudra faire avec elle pendant encore longtemps et donc la ménager beaucoup plus qu'on ne le fait aujourd'hui…

Il ne peut pas y avoir de développement durable, même pas à terme de progrès économique en raison du nombre croissant de personnes concernées par les maladies chroniques, sans une politique globale qui mette la santé et l'environnement, qui sont liés, comme des priorités internationales.

**c) Modèle économique et financier**

-Quel est selon vous le meilleur système économique et financier pour une humanité et une planète durables :

-Une personne possède toutes les richesses et tous les pouvoirs et fait travailler tous les autres humains qui n'ont rien, ne peuvent pas manger ni se soigner, mais sous la contrainte et la peur de n'avoir encore moins que rien on les oblige à travailler encore plus pour améliorer l'efficacité, en vivant d'amour, ce qui est fondamental, mais pas d'eau fraîche car elle est de très mauvaise qualité, certes, mais payante et très chère

-Une poignée d'individus ont tout et les autres presque rien et doivent (essayer de) bosser (avec rien dans le ventre) 20h sur 24h pour que « la poignée » puisse battre le record de fortune et passer sur le livre Guinness des records, ce qui fera la une de tous les médias, contrôlés par la poignée, comme étant sans précédent pour des « humains » ayant réussi comme jamais… au fait il faut que la poignée soit au moins 4 afin de pouvoir jouer aux cartes entre gens biens

-Finalement on s'est rendu compte que les humains voulaient sans cesse revendiquer des droits absurdes et complètement exagérés (bonne nourriture, éducation, santé, logement) et qu'ils conviendraient pour maximiser les profits et les dividendes d'un petit nombre d'actionnaires d'avoir une planète sans individus, le problème est que les « couillons » aux commandes ont établi un algorithme où ils ont oublié de s'exclure et ils se sont donc éradiqués aussi, la terre pouvant fonctionner par elle-même au bénéfice des robots qui la peuplent, le seul problème est qu'ils ne s'en rendent même pas compte car ils n'ont pas de conscience…

-Un juste équilibre est trouvé entre rémunération plus importante, mais dans une limite raisonnable par rapport aux salaires minimums, pour ceux qui travaillent beaucoup dans le respect de leurs compatriotes et de leur planète, et un revenu suffisant, pour ceux qui gagnent le moins, qui leur permettent de vivre dans la dignité et de satisfaire les revendications humaines pour une planète durable mentionnées ci-dessus… juste progression des impôts aussi en fonction des revenus…

A vous de cocher la case que vous pensez être la meilleure…

Les pays ne donnent pas l'exemple car ils font la guerre pour s'accaparer de manière abusive des richesses, au prix de nombreuses morts d'innocents, d'enfants… c'est ce que font aussi certaines compagnies qui sont prêtes à vendre n'importe quoi en connaissant pertinemment les conséquences des produits très dangereux pour la santé basés par exemple sur des matériaux très toxiques. Mais, comme pour une attaque nucléaire ou chimique par temps de guerre, les retombées de la contamination chimique de l'environnement n'affectent pas seulement les « cibles » ennemis ou acheteurs, mais affectent à la longue tout le monde avec les dégâts « collatéraux », y compris ceux qui croyaient tirer de substantiels bénéfices de ces folies irrationnelles, irresponsables et obscurantistes…

L'Organisation Internationale du Travail a donné les chiffres suivants en 2013 : 2 millions de personnes meurent chaque année d'une maladie professionnelle, et 160 millions de maladies professionnelles non mortelles sont détectées, auxquelles il faut rajouter plus de 300 millions d'accidents de travail dont environ 300 000 mortels.

Remarquons qu'il a fallu attendre 1840 en France pour interdire le travail des enfants de moins de 8 ans, mais la pratique est encore très répandue avec plus de 200 millions d'enfants travaillant dans le monde, en particulier dans les pays du sud, selon le Bureau International du Travail. Les multinationales ont contourné les règlementations sociales et environnementales en transférant leurs activités industrielles vers les pays du sud, le résultat étant une pression accrue sur les salaires, précarité et des diminutions des droits sociaux dans le nord et « esclavage » au sud… !!

Qui bénéficie de ce système mondialisé assez dément ? Certainement très peu de monde et à terme personne…

Le nombre de chômeurs de longue durée a doublé en 5 ans dans les pays de l'OCDE.

Le pourcentage de jeunes qui ne sont ni employés, ni scolarisés, ni en formation a augmenté partout dans l'OCDE.[52]

Les pays qui ont le moins de chômage sont aussi souvent ceux qui ont développés le plus les petits boulots, l'intérim, le temps partiel, les stages non demandés, induisant une grande précarité et un moins-disant social, représentant 30% aux USA, 20% en Allemagne.[53]

L'OMC affirme que le commerce n'est qu'un moyen au service d'une fin... mais on a vu par le passé que c'est d'abord et surtout la mobilisation de la société civile, des ONG, des Syndicats qui fait bouger les lignes...

Le coefficient de Gini permet de mesurer les inégalités, égal à 0 pour l'égalité parfaite (même revenu pour tous) et à 1 pour l'inégalité maximum (une personne seulement a tout et les autres rien). On assiste à un creusement des inégalités dans la plupart des pays, dont les émergents, avec un coefficient de Gini qui augmente dans la plupart des pays de l'OCDE, avec une diminution du poids de la classe

---

[52] Le Monde, 19/03/14
[53] Le Monde, 2/07/2013

moyenne. Au cours des dix dernières années les hauts revenus ont augmenté deux fois plus rapidement que ceux des classes moyennes, ceux des bas revenus ont régressé. En une trentaine d'années, la rémunération moyenne d'un PDG aux USA est passée de 30 fois le revenu moyen à 350 fois… Jamais les écarts entre riches et pauvres n'ont été aussi forts depuis trente ans.

On assimile croissance et développement, mais cette idée est de plus en plus fausse, car il y a de plus en plus de croissance sans emplois, de progression des inégalités, de travailleurs pauvres.[54] De plus, l'aggravation des inégalités réduit la croissance, ceci a été clairement démontré pour de nombreux pays.[55] Une dernière étude d'économistes du FMI montre que l'augmentation des revenus des plus fortunés réduit le PIB dans les années qui suivent, ce qui est exactement le contraire quand on augmente les revenus des plus pauvres ou des classes moyennes. La richesse des 1% au sommet de l'échelle est évaluée à la somme incroyable de 110 000 milliards de dollars, ce qui représente 50% de la richesse mondiale. Par ailleurs, un assouplissement (« flexibilité ») du marché du travail va de pair avec une

---

[54] Le Monde, 10 décembre 2013
[55] Le Monde, Economie et Entreprises, 10/12/2014

augmentation des inégalités et un enrichissement des 10% les plus aisés.[56]

Une répartition beaucoup plus raisonnable des richesses par la redistribution fiscale devient une évidence, et il y a aussi d'énormes créations possibles et nécessaires dans le domaine de l'éco-innovation.

De plus, le PIB ne mesure pas la pollution, la santé, le bien-être ou son utilité. Creuser un trou et le reboucher peut suffire à fabriquer du PIB (Keynes), l'augmentation du nombre de cancers pour lesquels on va dépenser de l'argent aussi, jusqu'à un certain point, car si l'on pousse ce raisonnement absurde au bout, quand une majorité de la population ne pourra plus travailler normalement à cause de l'explosion des maladies chroniques et dégénératives, qui fournira du travail ? Notons que le surcoût dû aux maladies chroniques en 20 ans est de 230 milliards d'euros en France… La richesse de la société est bien plus complexe que la mesure toute bête du PIB.

Pour satisfaire l'explosion toxique de la spéculation financière et de la recherche du profit à court terme, sans investissement dans l'avenir, on a fini par produire en grande quantité tout et n'importe quoi, en créant à grands coups de marketing des tas d'envies artificielles et

---

[56] Le Monde, Economie et Entreprises, 17/06/2015

pulsionnelles, au détriment de l'utilité, de la qualité, de l'environnement, de la santé, et in fine du bien-être et de la survie de l'humanité...

L'Indice de développement humain (IDH) a été créé par le Programme des Nations Unies pour le Développement en 1990, et est basé sur l'espérance de vie à la naissance, le niveau d'éducation et le niveau de vie, et est donc beaucoup plus représentatif de la qualité et de la durabilité de la vie. En France, nous avons par exemple le 5e PIB mais seulement le 20e IDH, la chine le 2e PIB et le 100e IDH, le Brésil 6e PIB et 85e IDH... S'il intégrait l'espérance de vie en bonne santé il serait encore plus représentatif de la progression durable de l'humanité.

Le progrès humain doit être basé demain sur les éco-technologies, en appliquant le principe de précaution de manière prioritaire et une juste répartition des retombées des efforts, rien ne sert de courir le plus rapidement possible vers le précipice. Cela semble peut-être utopique, mais les utopies d'hier peuvent devenir les évidences de demain...

Il faut appliquer le principe pollueur-payeur et mettre des taxes écologiques dissuasives, labelliser les produits non toxiques, en attendant de promulguer les lois nécessaires à la réduction substantielle de la pollution généralisée de notre quotidien.

Laisser dériver cette pollution qui intoxique de plus en plus d'humains qui perdent leurs moyens physiques et intellectuels en les tuant à petits feux, un peu plus chaque jour, n'est-ce pas dément, peut-être une folie sans précédent étant donné la quantité grandissante de l'humanité touchée par cette catastrophe sanitaire… ? Je vous laisse juge…

Une prise de conscience, commençant par un pays comme la France, avec le début des mesures sur les perturbateurs endocriniens, ou avec une grande nation comme l'Europe, avec par exemple la directive REACH, pourrait donner l'exemple et faire boule de neige (vierge et non polluée) sur la planète… Allons-y les ami(e)s …
Il ne faut pas céder aux dictatures, qu'elles soient militaires, religieuses ou financières, car elles mènent au néant…
La santé, l'environnement, l'emploi, l'innovation, l'économie, le progrès peuvent avancer ensemble et converger pour le bien-être de millions de générations futures d'êtres vivants sur notre jolie planète…

Aujourd'hui l'industrie du luxe se porte très bien et beaucoup de bourses internationales sont en plein essor, tandis que le quotidien d'une grande majorité de la population mondiale est accablant... n'y trouvez-vous pas un petit problème, ou, si vous préférez, une aberration manifeste... ?

Il est intéressant d'écouter certains discours et médias qui souhaitent manifestement orienter la réflexion et la déduction... Si vous entendez « le gouvernement vient une nouvelle fois d'augmenter la pression fiscale... », c'est oppressant, on en perdrait presque sa respiration de savoir qu'on va alléger de quelques % des personnes qui ont de grandes fortunes dont ils ne savent plus vraiment quoi faire et dont une grande partie ne va pas aller vers l'investissement productif ou les salaires mais plutôt vers des spéculations qui vont grandement perturber l'économie réelle. Il en est de même pour de grandes sociétés, banques qui font d'imposants bénéfices qui servent en majorité aux excès de salaires pour très peu de personnes, bonus, retraites-chapeaux, devenus relativement indépendant des performances des individus, et trop grands dividendes pour les actionnaires qui augmentent beaucoup au détriment des salaires pour la très grande majorité des employés et des investissements, et qui ne servent donc là non plus à innover durablement, créer des emplois…

Si vous entendez maintenant « le gouvernement a enfin augmenté les impôts pour les très hauts revenus afin de diminuer un peu les écarts de richesse qui augmentent exponentiellement ces dernières décennies entre les plus riches et les plus pauvres, et redistribuer cette richesse envers ceux qui n'arrivent plus à vivre décemment, ce qui permettra d'ailleurs d'améliorer également la croissance, et investir dans les écoles, les crèches… » quelle est à votre avis la phrase qui vous paraît la plus objective et constructive pour une planète durable… ? Je crois qu'une très grande majorité de la population terrestre serait d'accord avec cette évidence…


Voici un petit lexique relatif à la langue de bois que l'on attend beaucoup trop fréquemment :

-Pression fiscale =(traduire par) juste redistribution humaine, efficace économiquement et la seule apte à prolonger dans le temps la société humaine

-Classement des grandes fortunes de quelques dizaines de milliards d'Euros ou Dollars et tout tenter pour devenir n° 1 = la plus absurde et dangereuse compétition pour l'humanité

-Dégradation de l'environnement = extinction progressive de votre santé jusqu'au dernier souffle...

A noter, que finalement l'humain est malheureusement des fois prêt à s'auto-détruire pour gagner plus d'argent et de gloire, un bon exemple est les très nombreux sportifs de haut niveau dopés qui s'abiment la santé pour des titres et fortunes souvent éphémères...

Les cyclistes, par exemple, mais ne pas oublier que le problème est assez généralisée, vont bientôt être presque obligés de freiner dans les virages en montant les grands cols tellement qu'ils vont vite et que leurs jambes ne veulent plus s'arrêter ! Il paraît même qu'il y en a qui continuent à pédaler toute la nuit en attendant l'étape du lendemain ...

Il faudrait aussi bien sûr faire plus pression sur les paradis-fiscaux (une centaine sur la planète...), qui gèrent une partie énorme de la finance mondiale accumulée de manière légale (per exemple facturation interne des entreprises dans leurs filiales) et illégales (corruption, banditisme, transferts frauduleux...), et les obliger à s'aligner sur les autres pays, qu'il serait bon d'ailleurs d'unifier fiscalement, économiquement et politiquement, pour un grand gouvernement responsable et constructif de la planète…

Il y a 1000 milliards d'Euros d'évasion fiscale en UE par an vers les paradis fiscaux (60 milliards en France).[57] Il y a 120 000 sociétés-écrans/ prête-noms domiciliés dans les paradis fiscaux. Cette finance de l'ombre, ces flux d'argent, légaux ou non, mais toujours destructifs et ennemis de la démocratie et de l'humanité, appartenant à des particuliers ou des entreprises, qui transitent par les sociétés offshore, déstabilisent les économies, et font monter la pression sur les contribuables honnêtes, solidaires et constructifs.

Il n'y a jamais eu autant d'argent qu'en 2013 dans les paradis fiscaux, 8% du patrimoine financier mondial des ménages s'y trouverait, soit une fortune de 5800 milliards d'euros, dont 350 appartiennent à des français. Depuis 2009, le montant des fortunes gérées dans les paradis fiscaux a augmenté de 25%...

La manipulation des prix de transferts entre sociétés du même groupe pour faire apparaître les profits dans les pays à fiscalité faible ou nulle crée aussi un gros problème économique en réduisant de 30% les recettes de l'impôt sur les sociétés.[58]

---

[57] France info, 19/08/2013
[58] Le Monde, 8 novembre 2013

Certaines informations récentes montrent même que de très riches particuliers détiendraient au total dans les paradis fiscaux l'équivalent de la somme des PIB des USA et du Japon.[59]

Si on mettait un terme au secret bancaire, il serait possible de taxer tous les revenus sur les comptes étrangers, et de supprimer les problèmes d'austérité qui étouffent les pays et les peuples.

Il y a du travail si l'on veut avancer dans ces domaines, ce n'est pas gagné... mais la doctrine dominante, qui est aujourd'hui quelque chose proche de l'obscurantisme, peut changer si une grande majorité d'humains fait les bons choix, politiques et commerciaux. Vous pouvez bien sûr faire changer les choses profondément, durablement, simplement en faisant des choix d'avenir pour la société et la planète... Tous les pas accomplis, petits ou grands, sont importants, ne l'oubliez jamais...

On a pu lire récemment dans un journal d'un célèbre paradis fiscal que les récentes demandes internationales d'information sur les comptes bancaires secrets aller

---

[59] Le Monde « OffshoreLeaks », révélé par le consortium de journalisme d'investigation américain ICIJ, qui a permis de se rendre compte de l'ampleur des méfaits du secret bancaire, 5/04/2013

« enlever la fierté du pays qui était centrée sur le secret bancaire... ». Quelle fierté constructive, en effet !

Aujourd'hui la valeur argent est reine, une personne qui a fait fortune est forcément recommandable, mise au plus haut du modèle social de notre planète....

En voulant amasser des fortunes coûte que coûte pour soi et/ou ses enfants au détriment de l'impact sur l'environnement et la santé et au détriment de la juste et efficace redistribution sociale, on provoque des problèmes de santé et environnementaux majeurs et des problèmes de durabilité de la démocratie et tout ça aura donc un impact fortement négatif sur soi et/ou ses enfants... est-ce donc le bon choix, est-ce raisonnable, est-ce durable... ?


La mondialisation et la crise ont pour effet de gonfler les salaires des banquiers, persuadés que les Etats ne les laisseront jamais tombés et que la faillite est (presque) impossible ! Les marchés ont failli, mais on veut rétablir leur fonctionnement antérieur, avec quelques nano-changements homéopathiques... Les régulateurs bancaires ont aussi failli...

Pour sortir de la crise, les gouvernements ont en général effectué un transfert massif des dettes de la sphère privée vers la sphère publique. Les inégalités, cause majeure de la crise actuelle, se sont aggravées au niveau mondial, avec un transfert de revenus du bas vers le haut de l'échelle, avec pour conséquence un excès d'épargne en haut et un excès d'endettement en bas, induisant en particulier la récente crise des « subprimes » ayant débuté aux USA, qui est dû à l'argent des riches qui spéculent avec les dettes des pauvres ! La précarité et le chômage n'ont jamais été aussi importants et l'industrie du luxe ne s'est jamais aussi bien portée…

La redistribution du haut vers le bas n'est pas seulement juste et humaine, mais également efficace économiquement[60], et il n'y a pas d'alternative durable…

Notons que c'est très souvent le même schéma qui se reproduit, citons par exemple les problèmes de pollution avec un exemple emblématique, le cas de l'amiante. De nombreux pays ont attendu très longtemps (jusqu'à un siècle !) pour interdire l'utilisation de l'amiante après les premières alertes de dangerosité. Là encore, à cause de grands lobbys qui ont fait retarder les décisions de manière irrationnelle et inconsciente, l'amiante a été utilisée dans de très nombreux bâtiments pour le profit d'un très petit nombre de personnes, et l'énorme coût à payer pour

---

[60] le Monde, 28-29/07/2013

désamianter est maintenant pris en charge par la société. Il y a donc eu 2 impacts majeurs, le premier le plus dramatique est le coût humain avec les très nombreux décès par cancer liés à l'amiante, le 2e étant économique lié aux coûts des réparations pour se débarrasser de l'amiante (pris en charge par la sphère publique) et des soins de santé pour les personnes contaminées. Est-ce bien raisonnable à la fois humainement et économiquement ?

A ce sujet, les analyses sérieuses montrent que les réglementations environnementales, qui sont évidemment une nécessité pour la santé humaine, sont également bonnes pour l'économie et la croissance du PIB[61] . Un exemple est l'évolution du PIB des USA pour lequel l'impact des différentes règlementations environnementales a été étudié sur plusieurs décennies (Le « Clean Air Act » en 1970, le « Clean Water Acté »  en 1972, le « Protocole de Montréal » pour la préservation de la couche d'ozone stratosphérique en 1987). Les porte-parole des milieux d'affaires avaient à chaque fois prévenu que si ces régulations étaient adoptées l'économie allait être détruite. En fait, aucune de ces règlementations n'a porté préjudice à l'économie, au contraire une augmentation de la croissance de productivité est  observée dès que la nouvelle

---

[61] Le Monde, 17/02/2015

règlementation renforçant la sévérité de la politique environnementale est mise en application, bénéficiant à l'économie dans son ensemble et en particulier aux secteurs industriels.

Le seul récent décrochage brutal de l'économie a en fait eu lieu lors de la crise de 2008 qui correspondait en fait à un défaut de régulation de la finance, et pas à un excès de règlementation !

Il ne devrait donc y avoir aucune retenue sérieuse, bien au contraire, à aller dans le sens d'une règlementation renforcée qui converge vers un moindre impact négatif sur l'humanité et la société dans son ensemble…


**d) Durabilité pour l'humanité et les êtres vivants, et philosophie de vie**

- Ecroulement des civilisations :

L'écroulement des sociétés ancestrales a été jadis un phénomène régional, dû en particulier à la surexploitation de l'environnement et à une redistribution des richesses de plus en plus mauvaise. Aujourd'hui, avec une civilisation humaine globale très interconnectée, une explosion de la surexploitation et de la pollution de l'environnement, une augmentation exponentielle des écarts entre riches et pauvres, cela peut induire avec une bonne probabilité l'effondrement de la civilisation humaine...[62]

D'ailleurs, selon une étude récente, notre civilisation pourrait être amenée à disparaître et n'a plus que quelques décennies à vivre. La raison ? Un problème de gestion des ressources naturelles mais aussi une mauvaise répartition des richesses.

C'est la conclusion peu joyeuse d'une nouvelle étude parrainée par la NASA et relayée en mars 2014 par le quotidien britannique The Guardian. Pour arriver à ce constat apocalyptique, l'étude a été réalisée par une équipe de scientifiques américains menée par le mathématicien Safa Motesharrei qui a mis au point un nouvel outil analytique, baptisé HANDY (Human And Nature DYnamical). L'étude réunit des données historiques montrant que la disparition des civilisations, telles que les Mayas ou l'empire Romain, est un phénomène qui se répète depuis 5 000 ans. Elle cible plusieurs facteurs explicatifs parmi lesquels le climat, la population, l'eau, l'agriculture ou encore l'énergie.

---

[62] Le Monde 9/02/2013

Les scientifiques expliquent que notre civilisation s'écroulera pour deux scénarios possibles. Selon le premier, les plus riches accaparent tellement les richesses que les plus pauvres connaissent la famine : la perte de travailleurs entraine l'effondrement du système. Dans le second, c'est la surconsommation des ressources qui entraine le déclin de toutes les catégories de population. Dans les deux cas, la chute s'avère difficile à éviter. Selon ces chercheurs, plusieurs empires ont disparu, notamment à cause de l'aveuglement des élites qui, jusqu'au bout, se croyaient protégées et ont refusé de réformer leur système de vie en communauté. C'est précisément l'inconscience des élites qui aurait entraîné la disparition des empires Romain et Maya. Seuls de grands changements pourraient nous permettre d'éviter le pire. D'une part, Ils préconisent la réduction des inégalités économiques pour assurer une distribution plus juste des richesses. D'autre part, il faut réduire la consommation et s'appuyer davantage sur des ressources renouvelables et limiter l'essor démographique.

Cette étude est très instructive, mais il manque cependant un paramètre fondamental qui réside dans la pollution généralisée qui induit une explosion des maladies chroniques et dégénératives, ce qui vient aggraver significativement le constant précédent et ne fait qu'amplifier substantiellement l'urgence d'une action collective de convergence…

En effet, les personnes en maladies chroniques et les gens pauvres qui mangent mal et ne peuvent pas bien se soigner et ont donc du mal à travailler aussi, représentent un ensemble qui grandit d'année en année, ce qui n'est pas une situation durable.

Les civilisations passées nous ont au moins laissé des vestiges remarquables, qu'allons-nous laisser aux civilisations futures… ? Avant quand on creusait on trouvait les vestiges de grandes civilisations grecques, romaines… mais ça c'était avant… maintenant quand on creuse la terre pour les fondations d'un nouveau bâtiment on trouve souvent les restes d'une civilisation décadente qui court à sa perte, pollutions chimiques diverses et variées stockées n'importe où, inconsciemment, de manière irresponsable, en pensant qu'on n'en retrouvera jamais les traces, alors que nos propres enfants seront obligés de vivre et de succomber sur ces décombres d'une civilisation à bout de souffle…

Il y a finalement une certaine « harmonie », on transmet à nos enfants des produits hautement toxiques jusqu'au plus profond de leur terre et jusqu'au plus profond de leurs cellules... est-ce durable ?

Un exemple frappant, en janvier 2013, environ 150 pays de l'ONU ont mis en oeuvre un accord préliminaire sur le mercure (accord de Minamata), qui, comme mentionné précédemment, porte le nom d'une région du Japon au bord de mer, extrêmement contaminée par le mercure qui était utilisée comme catalyseur dans un procédé de fabrication vers le milieu du XXe siècle. La population a eu pendant des décennies de très gros problèmes de santé, même les chats qui ne sont pourtant pas friands des bains..., se jetaient à la mer car ils devenaient fous ! Eh oui, quand les pires toxiques chimiques prennent le dessus sur la biologie cérébrale, eh bien le libre arbitre disparaît et on ne contrôle plus ce que l'on fait ou ce que l'on pense et ce que l'on perçoit, chats ou humains même combat... L'humanité est-elle préparée à s'auto-détruire, ce qu'elle a commencé d'ailleurs à faire ... ? C'est en tout cas un bon début... Notons cependant que ce début d'accord est une bonne initiative, qui démontre par ailleurs l'ampleur du problème. L'accord prévoit d'interdire l'extraction du mercure dans les années 2020 mais autorise l'utilisation des réserves, qui sont de l'ordre de 2 siècles avec le rythme actuel... on n'a donc pas vraiment résolu le problème pour de nombreuses générations d'humains !!

On pourrait d'ailleurs se poser la question philosophique suivante : est-ce que les sociétés, où qu'elles soient dans les galaxies, n'aboutissent pas toutes aux mêmes limites, à savoir les technologies se développent trop vite de manière assez incontrôlées, alors que la conscience, l'organisation sociale, la philosophie de vie ne progressent que plus lentement, ce qui se conclue par une destruction de ces civilisations qui n'ont pas réussi à réguler leur 'progrès'… C'est d'ailleurs peut-être la raison pour laquelle nous n'avons jamais réussi à communiquer avec d'autres civilisations sur des exo-planètes pas trop lointaines et qu'aucune civilisation n'a peut-être pu le faire car elle s'est auto-détruite avant…

On contamine en fait les êtres vivants sans leur dire et sans prévention, on ne leur dit pas qu'il sont contaminés et que c'est pour cela souvent qu'ils sont malades, on les soigne dans plus des ¾ des cas par des mauvais traitements qui au mieux ne les aident pas et au pire peuvent dégrader encore leur santé, on ne leur dit pas comment se soigner réellement et comment prévenir les futures maladies en faisant les bons choix, on les laisse s'éteindre tout doucement... et ceux qui croient profiter de la vente de ces substances nocives sont impactés de la même façon car la contamination est invisible et généralisée. A qui profite le crime ? Certainement pas à l'humanité ou à notre planète et à aucun être vivant qui s'y trouvent... Je vous laisse deviner quelle est la seule solution...

Il faut absolument penser en terme de prévention (suppression des agressions de toxiques chimiques en particulier et mauvais nutriments) et arrêter de mettre toujours en priorité toute sorte de 'réparation' de l'espèce humaine, des médicaments, de la chirurgie, des prothèses diverses et variées, qui des fois marchent et des fois pas, mais qui finiront par aboutir un jour à des humains entièrement robotisés pour lesquels l'étape ultime sera de remplacer leur cerveau par un autre artificiel, préprogrammé, qui ne laissera plus la place à la conscience, à la sensation et au bonheur...

- Extrémismes :

Il faudrait donc que l'égocentrisme sans limite, qui est un mode de vie particulièrement destructif, et l'obscurantisme forcené, qui une doctrine majoritaire internationalement, cessent afin que l'humanité puisse émerger de cet océan contaminé dans lequel elle s'enlise et qui risque de l'engloutir...

Peut-on augmenter indéfiniment les fortunes... ? En poussant ce modèle jusqu'au bout on arrive à quelqu'un qui aurait trouvé par hasard un élément extrêmement rare et utile et qui aurait « toute » la fortune terrestre (mais quelqu'un d'autre aurait pu trouver cet élément qui appartient à la terre...), ou un PDG qui en utilisant le travail de ses salariés (et s'ils ne travaillaient plus ?) serait ultra-riche alors que ses salariés crèveraient de faim, ou un chanteur/footballeur qui ne peut être riche que si on écoute ses disques/qu'on regarde ses matches... ?

Par le passé, l'humain, très individualiste, a œuvré très et trop souvent pour lui, sans regarder les impacts social, sanitaire et environnemental. C'était inconscient et inhumain jusqu'ici, mais avec les moyens technologiques d'aujourd'hui cela a pris une toute autre dimension non soutenable à terme.

La suppression des paradis fiscaux règlerait certainement beaucoup de problèmes financiers de la planète, avec une juste répartition des richesses produites tout le monde pourrait vivre dignement. Une taxation très forte des gains de spéculation sur les revenus d'actions à très court terme (aujourd'hui la durée moyenne de détention d'une action est de quelques secondes !), et une diminution des taxes pour les durées suffisamment longues, permettrait aussi d'aller vers un modèle constructif et durable. Taxer aussi beaucoup plus fortement les dividendes que les revenus du travail seraient évidemment une bonne mesure. Notons que de très grandes entreprises très profitables comme Apple n'ont pendant longtemps pas versé de dividendes aux actionnaires., ce qui a certainement permis d'investir beaucoup plus dans l'avenir…

Les extrémismes politiques, religieux ou financiers sont toujours très dangereux, et ce sont ces derniers qui sont souvent dominants aujourd'hui. Notons aussi qu'ils peuvent par ailleurs induire également des extrémismes politiques et religieux, quand la démocratie n'est plus représentative de la population et devient une ploutocratie où l'argent contrôlé par une minorité écrase tous les droits humains. Ces extrémismes cherchent toujours à désigner les « coupables », que ce soit les « étrangers », ceux qui ne prient pas le bon dieu ou ne prient pas du tout, ou encore ceux qui veulent absolument vivre dignement en profitant un minimum de services publics pour l'éducation ou la santé, ceux qui travaillent dur pour gagner un peu, ceux qui réclament une redistribution raisonnable des richesses, ceux qui oeuvrent pour que l'économie et la finance servent en premier lieu au bien-être d'une très grande majorité de la population et pas seulement à quelques spéculateurs inconscients qui seraient prêts à tout pour gagner toujours plus, au détriment de le dignité humaine, de la santé publique, de la vie de leur propres enfants et au final, de leur propre vie également, sans peut-être que la plupart ne s'en rende compte d'ailleurs…

- Eco-industries :

Il ne s'agit pas de retourner à l'époque de nos ancêtres de Cro-Magnon, même avec tout le respect qu'on leur doit… on referait peut-être les mêmes erreurs pour en arriver au même point ! Non, le progrès peut alléger la peine de l'humanité, il y a une alternative qui s'appelle éco-conception, éco-innovation, éco-production ; éco-utilisation ; éco-vie et -société… Il s'agit d'utiliser positivement les connaissances que l'on a aujourd'hui, et qui s'enrichissent au cours du temps, pour produire avec des éléments chimiques, des matériaux, des procédés qui n'utilisent pas de produits trop nocifs et qui soient recyclables, voire pas du tout nocif à terme, et pour nourrir sainement la population, pour l'environnement et la santé ainsi que la vie des êtres vivants qui deviendrait durable sur notre petite planète. On pourrait commencer par bannir les plus dangereux produits (métaux lourds …), dont on sait que même à faible dose ils ne peuvent que dégrader la santé, et puis continuer par les « un peu moins dangereux », et en allant dans la bonne direction petit à petit rendre les êtres vivants sereins, heureux et en bonne santé.

La collaboration plutôt que la compétition individualiste effrénée et généralisée est évidemment plus humaine mais aussi plus efficace pour l'économie.

Il faut se rendre compte que nous appartenons à une « communauté » planétaire, incluant tous les êtres vivants, et que l'impact sur les uns aura nécessairement tôt ou tard un impact sur les autres.

Il faut encourager financièrement (impôts, prêts, choix constructifs de la population...) et par les honneurs (médailles, ...) ceux qui oeuvrent pour un développement harmonieux et durable des êtres vivants et de la planète, avec investissement productif utile et écologique, développement de l'emploi de qualité, aide aux associations responsables et personnes en difficulté...

Il faudrait aussi que les labos pharmaceutiques concentrent leurs efforts sur les maladies chroniques non transmissibles, avec des soins qui traitent les causes et pas seulement les symptômes, car même avec beaucoup de préventions futures, en supposant qu'elles soient mises en œuvre, l'environnement restera longtemps contaminé.

Le modèle économique et sociétal du futur pour les nouveaux produits pourrait être :
-Y-a-t-il un besoin utile à la société ?
-Y-a-t-il une place sur le marché ?
-Quelles sciences et technologies et quel modèle éco- et socio-responsables utiliser ?

Il faut revoir globalement les limites d'exposition aux toxiques et quand c'est nécessaire pour la santé leur interdiction ; les scientifiques et ingénieurs doivent chercher et innover en étant informé des risques dramatiques et sélectionner les bons matériaux et procédés ; si on utilise des matériaux présentant une certaine toxicité en attendant de trouver rapidement mieux, dans le cas où l'application est très importante, il ne faut pas que ces éléments chimiques se retrouvent dans la nature, et donc faire un recyclage total ; le profit à court terme avec n'importe quelle conséquence n'est plus possible car la pollution et l'impact social sont énormes et mondialisés et ne sont plus soutenables ; l'innovation ne peut être belle et utile que si elle est accompagnée d'une absence d'impact négatif, notamment sur la santé.

D'ailleurs, si nous posions la question suivante « préférez-vous bénéficier d'une innovation, même utile, qui utilise des produits très toxiques que vous avez toutes les chances de retrouver un jour dans votre corps ou celui de vos enfants, ce qui va par conséquent induire une dégradation substantielle de votre santé, ou vous passer de cette innovation et augmenter grandement la probabilité de vivre beaucoup plus longtemps en bonne santé… ? Une écrasante majorité d'humains ferait très certainement un choix de sérénité et d'avenir…

On essaie de faire des systèmes performants, fiables et durables, il faudrait qu'ils n'aient pas l'effet inverse sur les êtres vivants.

Les Eco-industries doivent se développer plus rapidement qu'aujourd'hui. D'énormes possibilités existent, les entreprises et les gouvernements qui miseront sur cette solution du futur auront d'immenses retombés économiques, de santé publique et de bien-être de leur population !

La collaboration académique-industrie pour concevoir les prochains produits éco-responsables doit être à la base du renouveau du modèle industriel, économique et social de la planète.

L'esprit d'entreprendre, de créer, de lancer son entreprise, cela peut être beau, à condition que ce soit constructif, s'il s'agit de créer des drames sociaux, de détruire la santé publique, de développer les saccages environnementaux, doit-on être reconnaissant envers ces personnes-là que seul le profit à court terme, pour eux seuls, quel que soit l'impact, les intéresse… ? Alors qu'effectivement créer pour des technologie utiles pour l'humanité et les êtres vivants, qui leur permettent de mieux se nourrir, se chauffer, communiquer, se distraire, en choisissant des modèles durables, en répartissant raisonnablement les richesses, en étant le plus vigilant possible pour qu'il n'y ait pas d'impact négatif sur la santé et la société ainsi que sur la préservation de la nature et des écosystèmes naturels, alors là l'esprit d'entreprendre est à recommander, à porter au plus haut, car il permettrait de créer un monde exemplaire, durable, ambitieux où l'humanité serait transcendé...

On pourrait aussi prendre en compte la valeur des entreprises sur les aspects social et environnemental en plus qu'économique, ce qui leur donnerait une valeur durable, car le modèle économique actuel basé seulement sur le maximum de profits à très court terme, quel que soit l'impact, est un non-sens absolu.

Il y a des normes ISO (famille 14000...) environnementales aujourd'hui mais elles n'imposent en fait aucune contrainte de résultats.

Faut-il absolument épuiser tous les matériaux et ressources de la terre, quels qu'ils soient, le plus rapidement possible afin qu'une infime minorité puisse « en profiter » de manière très éphémère, et que l'humanité toute entière soit sûre d'aller par le plus court chemin direct vers son extinction ? Ou bien serait-il raisonnable et constructif de laisser sagement les matériaux les plus toxiques là où ils sont depuis des milliards d'années, sans les réveiller ni les déranger, et d'utiliser les autres de manière intelligente, pour des applications vraiment utiles, et en les recyclant et récupérant de façon substantiellement meilleure qu'on ne le fait aujourd'hui, voire complète ? Je vous laisse cocher la case qui vous semble convenir...

Peut-on considérer les médicaments, ou un produit de santé en général, comme étant un produit de consommation comme un autre... ? Quand on vend un habit, s'il est moins chaud qu'annoncé, ou un appareil électronique, moins performant que ne le disait la publicité, ou une voiture, si elle consomme un peu plus d'essence que les tests qui ont été effectués en descente avec le vent dans le dos, c'est de la publicité mensongère mais ce n'est pas vital... Quand on essaie de vendre un médicament qui ne soigne pas vraiment, voire qui a un rapport bénéfice/risque négatif, ou que l'on met des amalgames dentaires au mercure dans la bouche, pour faire le maximum de bénéfice sur la santé des gens, n'a-t-on pas dépassé les limites à ne pas franchir sous peine d'engager un processus où seul l'argent compte au détriment de tout le reste… ? Ne serait-il pas préférable de mettre tous les moyens de recherche actuels pour chercher des solutions efficaces aux maladies non transmissibles qui se développent à grande vitesse, en faisant beaucoup de prévention, et en cherchant des soins qui traitent vraiment les causes… ? Ce qui d'ailleurs permettrait à l'industrie pharmaceutique de faire au moins autant sinon plus de bénéfices mais qui ne seraient pas éphémères comme l'est notre modèle d'aujourd'hui sur la planète, mais vraiment durable pour le bien des êtres vivants… Je vous laisse juge…

- Utopies :

Il ne s'agit pas d'atteindre l'idéal de suite, ceci étant un but final utopique (les utopies d'hier peuvent cependant devenir les douces réalités de demain…), mais finalement d'aller consciemment, volontairement, constructivement dans la bonne direction, prendre la bonne pente, pour que nos enfants, pas à pas, se sentent de mieux en mieux dans ce petit coin de voie lactée…

Il faudrait évidemment changer de valeurs, donner comme exemple, comme modèle les personnes qui ont œuvré pour le bien-être de leurs semblables, des êtres vivants... Ce sont ces personnes-là qui vont assurément contribuer à rendre notre terre durable, sereine, magnifique...

Changeons donc de cap globalement, avec une prise de conscience collective, pour des raisons humaines, de santé publique, de sérénité, et pour que l'humanité puisse montrer le chemin aux autres civilisations jusqu'aux confins des galaxies, qui se diront un jour, oui c'est possible...

Il faut donc une prise de conscience la plus large possible, mais pour cela il faut que les personnes soient informées, ce qui manque cruellement aujourd'hui, de manière à faire bouger les lignes et les consciences par le bas, par le plus grand nombre. Il faut aussi que les politiques, qui sont sous d'énormes pressions, jouent entièrement leur rôle de régulateur et de contrôle, avec des agences de régulation, contrôle avec des experts, par exemple détachés de leurs organismes pendant quelques années, provenant de la recherche publique, qui est la moins sujette à conflits d'intérêts, sans lien avec l'industrie. Un monde sans régulation ne fonctionne pas, on l'a bien vu avec le début d'explosion du système financier mondial, qui n'a d'ailleurs pas fait émerger jusqu'ici des mesures très efficaces susceptibles d'éradiquer le problème...

Notons que des associations, environnementales, des droits de l'homme, de contrôle de la corruption... font un travail remarquable et permettent de faire émerger des informations très utiles.

Les humains ont besoin d'avoir un idéal, un grand dessein, une philosophie de vie, un modèle, qui manque cruellement aujourd'hui, qui leur donne envie de se lever le matin, de se battre pour un monde meilleur, où il fait bon vivre, ou les échanges entres les gens transcendent les esprits... Quel modèle aujourd'hui, quel idéal ? Les marchés financiers internationaux déboussolés, sans visage, sans conscience, sans responsabilité... ? Les programmes politiques dans leur très grande majorité sont assez standardisés, et laissent notre planète à la dérive, sans cap, sans bouée de sauvetage, dans la tempête qui fait rage et emporte de plus en plus de braves citoyens du monde...

L'humanité manque cruellement d'idéal, elle se raccroche à ce qu'elle trouve, à n'importe quoi parfois, par peur, par désespoir, par perte totale de confiance au futur... il faut lui en redonner un ambitieux, constructif, fantastique ... la convergence vers un monde responsable, durable, solidaire où le bien-être des êtres vivants serait la priorité jusqu'à la nuit des temps, transcenderait l'énergie positive de l'humanité et ferait raisonner le bonheur des êtres vivants de notre superbe terre jusqu'aux limites de l'univers…

Il a certainement beaucoup de personnes de bonne volonté, il suffit seulement de leur montrer la voie d'un avenir durable et ils oeuvreront tous dans ce sens…

Pensiez-vous vivre dans un monde, dans un pays, sur une planète, qui progresse de jour en jour, d'année en année, qui prend soin de ses habitants, qui peuvent suivre les recommandations officielles, des autorités, des 'experts ' … les yeux fermés ? Eh bien non, malheureusement vous n'êtes pas dans ce monde-là, il reste très largement à construire, ensemble.

Quelques principes simples, appliqués par tous, pourraient pourtant y mener facilement, en suivant toujours le même cap, en étant un peu plus serein chaque jour… Il faut d'abord ne rien avoir à regretter, faire des choix, prendre des décisions au quotidien, avec les connaissances que l'on a et qui progressent chaque jour, qui vont dans le bon sens, celui qui ne porte pas préjudice à d'autres humains, et ensuite d'autres êtres vivants, cela rend très serein, essayez… Puis, il faut avoir des projets, petits ou grands, pour s'épanouir, des idées, une vision de l'avenir, ne pas hésiter à ce qu'elle soit très ambitieuse, cela donne beaucoup d'énergie, et ce sont les grandes utopies qui ont fait le plus avancer notre planète, car elles deviennent souvent les réalités du futur... Ces grandes initiatives, innovations, idées... doivent bien sûr être compatible avec le premier principe, c'est-à-dire qu'elles doivent être constructives pour le bien-être de tous les citoyens et de la société sur notre belle terre, c'est-à-dire converger... car ce sera la convergence, dans l'éco-innovation réelle, et ne pas faire semblant avec le « green washing », la juste répartition en fonction de la dignité humaine et des efforts, la solidarité, l'altruisme, l'empathie... qui pourront eux-seuls rendre notre monde durable, pour que nos enfants et les enfants de nos enfants puissent profiter sereinement de cet incroyable planète sur laquelle il pourrait faire bon vivre pour des milliards d'années encore...

La convergence entre la science, qui apporte les connaissances, et la philosophie, qui apporte les valeurs, devrait permettre de bâtir un monde exemplaire. Pour les personnes les plus attentives au bien-être de tous les êtres vivants, incluant les animaux, il y a aussi une voie « philosophique » qui prend en compte les recommandations scientifiques sur la nutrition. On peut par exemple faire bénéficier les personnes d'une nourriture qui inclue les bonnes protéines animales tout en respectant nos amis les animaux, par exemple en ne consommant que celles qui ne portent pas préjudice à des êtres vivants (œufs non fécondés, qui sont excellents pour la santé) ou qui incluent également certains membres du règne animal qui ne ressentent pas la douleur tels que certains mollusques qui n'ont pas de cerveaux.

Avec cette philosophie de vie, un jour lointain, vous pourrez vous éteindre tranquillement, sereinement, sans rien avoir à regretter, ce serait beau non … ? Evidemment, ce serait une belle mort, mais ne soyez pas pressé, en attendant essayer d'appliquer ces quelques principes simples et évidents pour avoir une belle vie… ce qui encore mieux !

- Prévention et régulation :

La société, très mal régulée, autorise d'introduire des tas d'éléments très nocifs pour la santé dans l'environnement, dans l'assiette et dans le corps humain et celui des animaux, elle pourrait au minimum reconnaître ses erreurs, faire beaucoup de prévention et de recherche en toxicologie, autoriser les personnes à se soigner réellement en traitant les causes avec les possibles traitements de décontamination associés et également les rembourser… qu'en pensez-vous ?

Il y a plusieurs médecines, la médecine traditionnelle largement majoritaire, la médecine environnementale[63], basée sur les liens entre contaminants chimiques environnementaux et maladies, malheureusement très peu développée, auxquelles il faut rajouter la médecine nutritionnelle[64] basée sur le lien entre qualité de l'alimentation et santé, également très peu pris en compte. Il faut prendre les bons côtés de ces médecines, quand l'une ne soigne pas il faut essayer une autre, sachant qu'aujourd'hui très peu de personnes savent qu'il y a des médecines alternatives (environnementale et nutritionnelle en particulier) qui pourraient soigner et soulager une grande partie de l'humanité. Le plus important encore pour être en bonne santé étant la prévention pour éviter d'être contaminé en informant largement la population des bons choix à faire, ce qui est très peu le cas aujourd'hui, en attendant d'interdire les toxiques en commençant par les plus dangereux, en prenant en compte les connaissances

---

[63] ISDE : Société internationale des « docteurs » pour l'environnement : http://www.isde.org/
[64] ISNPR « International Society for Nutritional Psychiatry Research », http://www.isnpr.org/

actuelles et en développant les études d'écotoxicologie et d'épidémiologie et en concentrant nos efforts sur les écotechnologies du futur, ainsi qu'en renforçant le fonctionnement du corps humain en nutriments essentiels qui manquent souvent cruellement aujourd'hui.

Si un pays décidait de montrer la voie vers un développement vraiment durable, cela aurait un formidable impact et effet d'entraînement et aurait en plus de grandes retombées pour ce pays et autoriserait une convergence vers un futur prometteur au lieu de la divergence actuelle vers la fin de notre histoire…

Le développement de l'agriculture et des magasins bio, dans lesquels vous avez une très forte probabilité de trouver des produits responsables n'impactant pas la santé des êtres vivants, est aussi une nécessité, cela ferait également baisser les prix des produits bio.

Certaines personnes diront, c'est gentil de mener un combat pour sauver un champ de primevères qui est trop pollué… ça fait un peu écolo-bobo, non ? C'est vrai il s'agit de cela, mais il s'agit aussi de sauver les oiseaux et les lapins qui y vivent, car ils sont contaminés par les mêmes produits toxiques... Et de plus, il s'agit de sauver aussi les humains qui sont dans la même barque que les primevères, les lapins et les oiseaux, qui boivent la même eau, respirent le même air et mange presque la même nourriture... c'est peut-être toujours écolo, mais d'arrêter de déverser cet orgie d'éléments toxiques sur notre planète est aussi la seule méthode pour sauver l'humanité, car il n'y a pas de nature et d'êtres vivants de rechange sur notre planète, et il n'y a pas de planète de rechange accessible dans les siècles à venir... La seule issue est de trouver la convergence nécessaire pour un monde durable où chacun pourra trouver sa place et sa sérénité, ainsi que toute l'énergie nécessaire pour construire un grand dessein pour les futures générations...

Il faut donc donner des recommandations de prévention, ce qui permettra aux enfants et aux adultes plus tard de vivre en pleine santé... En particulier, recommander aux mamans de faire très attention à ce qu'elles mangent, boivent, mettent sur la peau ou dans le corps quand elles sont enceintes, car tous les contaminants (métaux toxiques, pesticides, perturbateurs endocriniens...) vont être transférés à l'embryon, puis au fœtus dans le ventre de la maman, ensuite faire très attention à ce qu'on donne au bébé quand il est petit, puis les premières années de la vie de l'enfant, car ce sont les périodes où ils sont les plus vulnérables... et pourquoi pas d'ailleurs continuer à faire suffisamment de prévention toute sa vie, car c'est le moyen le plus efficace d'être et de rester en bonne santé... L'idéal serait peut-être que les mamans fasse aussi une cure de détoxication avant d'être enceinte afin d'éliminer métaux lourds, pesticides, perturbateurs endocriniens et mauvaise nourriture (sucres complexes ...) pendant quelques mois au moins afin que leur corps ait le temps d'avoir les bons nutriments nécessaires avec un minimum de toxines néfastes à la santé du futur bébé...

Il faudrait afficher une information capitale sur l'alimentation, les cosmétiques... qui est la quantité de produits toxiques (métaux toxiques, pesticides, perturbateurs endocriniens...) validés par des études scientifiques indépendantes, et qui manque cruellement aujourd'hui pour faire les bons choix et vivre en bonne santé.

- Philosophie de vie :

Certains diront : mais on ne peut plus vivre si on fait attention à tout ça, à ça on se doit de répondre, justement, il ne s'agit pas de ne plus vivre mais de vivre beaucoup plus sereinement, plus longtemps en bonne santé en étant informé de manière objective et en appliquant un certain principe de précaution afin de ne pas tomber dans les pièges du monde dans lequel on vit...

L'inertie des autorités publiques et par conséquent de la société est telle qu'il faudra peut-être des décennies ou des siècles pour interdire des substances toxiques qui tuent à petits feux ou complètement de plus en plus en masse (tel que l'amiante précédemment ou aujourd'hui par exemple le mercure, le plomb ou le cadmium ou les perturbateurs endocriniens et les pesticides). Il n'y a donc aujourd'hui qu'une seule solution, faire bouger la société par le bas en informant les citoyens qui feront des choix, ce qui fera boule de neige pour construire une planète durable, vivable et sereine.

Tout le monde est contaminé mais en informant suffisamment la population pour qu'elle fasse les bons choix on pourrait baisser cette contamination au minimum pour repousser au maximum les problèmes de santé le plus tard possible, ce qui permettrait aux humains de vivre longtemps en pleine possession de leurs moyens.

Si l'Organisation des Nations Unis ne suffit pas à régler les problèmes de durabilité de notre terre, il faudrait créer l'Association des Individus Unis. Les citoyens doivent être les gardiens de la démocratie, quand quelques « élites », qui n'ont certainement pas assez réfléchi aux conséquences de leurs actes, la font dériver très dangereusement vers un non-sens total et un impact dramatique pour l'humanité toute entière, ce qui est le cas aujourd'hui...

Amasser des fortunes qui ont des conséquences sociales, de santé publique, environnementale dramatique, est-ce un modèle à donner comme exemple aux enfants, un modèle de réussite, une option durable, ce modèle a-t-il un avenir où qu'il soit développé sur notre planète ou dans une autre galaxie... ? Ne conduit-il pas obligatoirement aux déclins et à l'extinction des civilisations qui l'ont érigé comme objectif à atteindre... ? Donne-t-il du sens à la vie ... ? Ne faudrait-il pas donner vraiment un sens constructif à notre vie, dire eux enfants comme c'est beau de construire ensemble, de partager, d'avoir une philosophie de vie qui prend en compte le bien-être des générations actuelles et futures, qui transcende les esprits et qui donne une énergie positive incroyable qui ferait qu'un jour l'humanité serait un modèle de sérénité pour tous nos amis dans l'univers … ? Je vous laisse répondre à ces questions.

Nous avons besoin seulement d'une bonne philosophie de vie et de défendre les intérêts des êtres vivants sur notre terre, la défense des intérêts de groupes quelconques, qui ne bénéficie pas au bien public, à la majorité des citoyens de cette planète, ne peut mener à terme qu'à l'extinction de notre espèce et de beaucoup d'autres.

Si l'on ne change pas de cap, il y aura de plus en plus de personnes en maladie chronique en raison de la contamination de l'épigénome par des toxiques qui se transmettent de parents à enfants de génération en génération et qui altèrent l'expression normale des gènes, jusqu'à ce que toute la population terrestre humaine, et certainement aussi animale, soit fortement contaminée, mettant notamment en jeu la survie de notre espèce si on continue dans ce modèle à bout de souffle…

Il faudrait donc inverser la tendance, aller progressivement, résolument, sereinement et constructivement dans le bon sens, en mettant toute son énergie, car quand on est sur la bonne pente, dans une direction de convergence globale, ce qui est très loin d'être le cas aujourd'hui, même si l'on part de très loin, alors on voit notre univers s'améliorer de jour en jour, de mois en mois, d'année en année, on aperçoit le bout du tunnel, on reprend confiance, l'optimisme et le bien-être nous envahissent, ce qui transcende les esprits et permettra certainement aux humains de s'exprimer sous leur meilleur jour, de construire un bel avenir pour notre terre et les êtres qui y vivent…

En résumé, l'avenir devrait être simple, évident et beau pour notre civilisation planétaire, supprimer au maximum les toxiques chimiques dans nos aliments, notre eau, notre air, nos cosmétiques, nos médicaments… en faisant des choix grâce à des informations fiables dans un premier temps, et une régulation constructive par les autorités publiques dans un deuxième temps… choisir une nourriture digne de ce nom, simple et nutritive, en limitant au maximum les aliments qui n'apporte rien à la santé et/ou dont beaucoup de personnes deviennent intolérantes, tels que les sucres complexes. Tout ceci permettra au corps d'avoir la meilleure prévention pour limiter au minimum les produits toxiques et les maladies, d'utiliser au mieux son pouvoir naturel de détoxication, de réparer la plupart du temps tout seul les organes qui dysfonctionnent, car la nature est bien faite et elle a des millions d'années d'entraînement à ce sujet, le corps pouvant fonctionner de manière optimale avec les bons nutriments quand on le sort de cette orgie de produits et aliments toxiques dans lequel il s'est enlisé et qu'il ne peut plus surmonter, au-delà d'une certaine limite, pour un nombre d'humains croissant exponentiellement… La médecine traditionnelle, qui répare et traite souvent seulement les symptômes, est toujours utile pour un certain nombre de maladies, mais aujourd'hui les autres médecines, en particulier environnementale et nutritionnelle, qui préviennent les problèmes de santé, nourrissent et détoxique le corps, sont la solution évidente pour les milliers de générations futures sur terre. L'utilisation positive des connaissances, le bon sens de chacun, le sentiment de vivre sur une terre qu'il faut utiliser rationnellement et partager équitablement, permettront à nous les humains d'être peut-être la première civilisation dans la voie lactée ou plus loin qui aura compris le sens des valeurs et de la vie pour un bel avenir sans fin...

**Bibliographie :**

-Toxique planète, André Cicolella, Ed. Antropocène Seuil, 2013

-Le livre antitoxique, Dr. Laurent Chevallier, Ed. Fayard, 2013

-Vérités sur les maladies émergentes, Françoise Cambayrac, Ed. Mosaïque-Santé, 2011

-Menace sur nos neurones, Marie Grosman et Roger Lenglet, Ed. Actes Sud, 2011

-Le Syndrome entéropsychologique, Dr Natasha Campbell-McBride, Ed. Nutrition Holistique, 2011

-Guide des 4000 médicaments utiles, inutiles ou dangereux, Prs. Philippe Even et Bernard Debré, Ed. Cherche Midi, 2012

# Résumé

L'avenir pourrait être simple, évident et beau pour notre civilisation planétaire, en supprimant au maximum les toxiques chimiques (métaux toxiques, pesticides, perturbateurs endocriniens...) dans nos aliments, notre eau, notre air, nos cosmétiques, nos médicaments... en faisant des choix grâce à des informations fiables dans un premier temps, et une régulation constructive dans un deuxième temps... en s'orientant par ailleurs vers une nourriture digne de ce nom, simple et nutritive, en réduisant au minimum les aliments qui n'apportent rien à la santé et/ou dont beaucoup de personnes deviennent intolérantes, tels que les sucres complexes (incluant le saccharose/sucre de table, les céréales, certains laitages et féculents).. Tout ceci permettrait au corps d'avoir la meilleure prévention pour grandement limiter les produits toxiques induisant de très nombreuses maladies chroniques et dégénératives (diabète, obésité, infertilité, maladies neurologiques, problèmes cardio-vasculaires, cancer, maladies auto-immunes...), utiliser au mieux son pouvoir naturel de détoxication, réparer la plupart du temps tout seul les organes qui dysfonctionnent, car la nature est bien faite et elle a des millions d'années d'entraînement à ce sujet, le corps pouvant fonctionner de manière optimale avec les bons nutriments quand on le sort de cette orgie toxique dans lequel il s'est enlisé et qu'il ne peut plus surmonter, au-delà d'une certaine limite, pour un nombre d'humains croissant exponentiellement... La médecine traditionnelle, qui répare et traite souvent seulement les symptômes, est toujours utile pour un certain nombre de maladies, mais aujourd'hui les autres médecines, en particulier environnementale et nutritionnelle qui sont très peu développées et qui préviennent les problèmes de santé, nourrissent et détoxiquent le corps, sont la solution évidente et nécessaire pour la plupart des problèmes de santé et les milliers de générations futures sur terre. L'utilisation positive des connaissances, un autre modèle économique et financier, une certaine philosophie de vie, le sentiment de vivre sur une terre qu'il faut utiliser rationnellement et partager équitablement, devraient nous permettre d'éviter l'écroulement de la civilisation humaine et de converger vers un monde serein, et d'être peut-être la première civilisation dans la voie lactée ou plus loin qui aura compris le sens des valeurs et de la vie pour un bel avenir sans fin...